骨质疏松与骨病全程干预策略

杨富松　等　主编

汕头大学出版社

图书在版编目（CIP）数据

骨质疏松与骨病全程干预策略 / 杨富松等主编. --
汕头：汕头大学出版社，2023.2
ISBN 978-7-5658-4946-6

Ⅰ. ①骨… Ⅱ. ①杨… Ⅲ. ①骨质疏松－防治②骨疾
病－防治 Ⅳ. ①R68

中国国家版本馆CIP数据核字（2023）第036010号

骨质疏松与骨病全程干预策略

GUZHI SHUSONG YU GUBING QUANCHENG GANYU CELÜE

主　　编：杨富松　等
责任编辑：陈　莹
责任技编：黄东生
封面设计：古　利
出版发行：汕头大学出版社
　　　　　广东省汕头市大学路243号汕头大学校园内　邮政编码：515063
电　　话：0754-82904613
印　　刷：廊坊市海涛印刷有限公司
开　　本：710mm×1000 mm　1/16
印　　张：10.25
字　　数：168千字
版　　次：2023年2月第1版
印　　次：2023年4月第1次印刷
定　　价：88.00元
ISBN 978-7-5658-4946-6

编　委　会

前　言

　　骨质疏松症已成为全球性的公共健康问题和前沿研究难题。骨质疏松症是最常见的骨骼疾病，是一种以骨量低、骨组织微结构损坏，导致骨脆性增加，易发生骨折为特征的全身性骨病。骨质疏松症可发生于任何年龄。

　　骨骼作为发送和接收信息的动态器官为骨质疏松和其他问题提供了潜在的治疗方法。骨骼支撑着我们的直立体态，保护五脏六腑，是各种身体运动的执行机构。当我们年轻时，它们也处于旺盛的成长期，很容易在骨折后愈合；当我们衰老后，它们也变得脆弱，可能因一次跌倒而折断，甚至需要置换。骨骼需有足够的刚度和韧性维持骨强度，以承载外力，避免骨折。为此，要求骨骼具备完整的层级结构，包括Ⅰ型胶原的三股螺旋结构、非胶原蛋白及沉积于其中的羟基磷灰石。骨骼的完整性由不断重复、时空耦联的骨吸收和骨形成过程维持，此过程称为"骨重建"。骨重建由成骨细胞、破骨细胞和骨细胞等组成的骨骼基本多细胞单位实施。成年前骨骼不断构建、塑形和重建，骨形成和骨吸收的正平衡使骨量增加，并达到骨峰值，成年期骨重建平衡，维持骨量。此后随年龄增加，骨形成与骨吸收呈负平衡，骨重建失衡造成骨丢失。适当的力学刺激和负重有利于维持骨重建，修复骨骼微损伤，避免微损伤累积和骨折。

　　骨质疏松症是一种受多重危险因素影响的复杂疾病，危险因素包括遗传因素和环境因素等多方面。骨折是骨质疏松症的严重后果，也有多种骨骼外的危险因素与骨折相关。临床上需注意识别骨质疏松症及其并发症导致骨折的危险因素，筛查高危人群，尽早诊断和防治骨质疏松症，减少骨折的发生。骨质疏松症的危险因素分为不可控因素与可控因素，后者包括不健康生活方式、疾病、药物等。

　　骨质疏松症是慢性病，涉及骨骼、肌肉等多种组织、器官，需要综合防治。在常规药物、手术等治疗的同时，积极、规范、综合的康复治疗除可改善骨强度、降低骨折发生外，还可促进患者生活、工作能力的恢复。

鉴于此，笔者撰写了《骨质疏松与骨病全程干预策略》一书。本书共分为两个部分。

第一部分（第一章至第六章）阐述了骨质疏松诊疗全程干预策略，内容涵盖骨质疏松症的病理生理学与诊断，骨质疏松诊疗技术，骨质疏松症的治疗策略以及药物使用，钙、维生素 D 和激素替代疗法治疗骨质疏松症，骨质疏松性骨折的处理与罕见骨病骨折，骨质疏松症的危险因素及预防。

第二部分（第七章、第八章）论述了高尿酸血症—痛风—痛风石全程干预策略，内容包括高尿酸血症的流行病学研究、高尿酸血症与痛风。

笔者在撰写本书的过程中，借鉴了许多专家和学者的研究成果，在此表示衷心感谢。本书研究的课题涉及内容十分宽泛，尽管笔者在写作过程中力求完美，但仍难免存在疏漏，恳请各位专家批评指正。

目　录

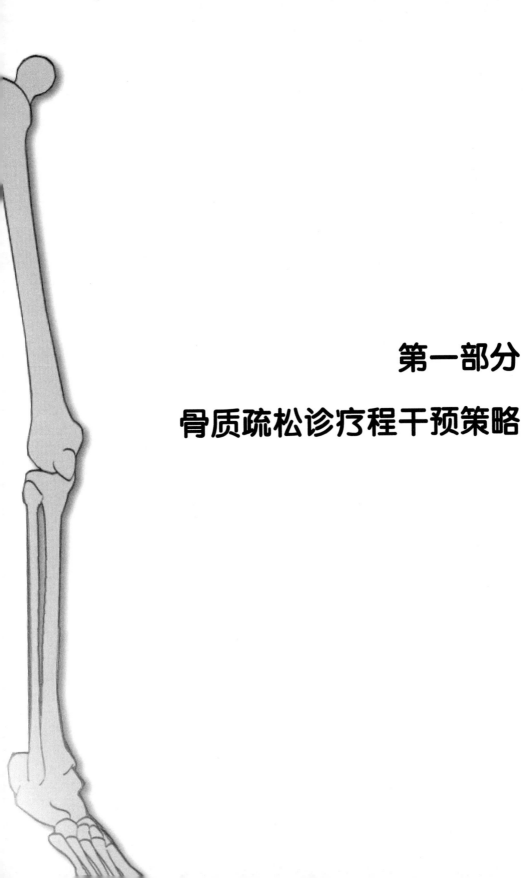

第一部分

骨质疏松诊疗程干预策略

第一章　骨质疏松症的病理生理学与诊断

第一节　骨质疏松症及其发病机制

一、骨质疏松症的定义

"骨质疏松症"一词的字面意思是骨的孔隙多而大，表示骨的密度低而骨皮质薄，但是骨骼不会因为骨皮质薄而发生骨折。21 世纪初，骨质疏松共识会议提出了新的骨质疏松定义："一种骨强度下降，进而导致骨折风险增加的骨髓疾病。"然而，为了更好地了解骨质疏松性骨折的病因和治疗对骨折发生风险的影响，必须认识到骨强度的重要性。单个骨骼（及整体骨骼）的强度取决于其质量、形状和骨骼本身的质量。许多大型研究已经证实了骨密度、骨强度和骨折风险之间的关系。骨质疏松症是一种疾病，其主要表现为骨质疏松。骨质疏松症是多种原因导致骨量减少、骨微观结构退行性变化，导致骨脆性增加、骨强度降低、骨折风险升高的骨骼代谢性疾病[①]。

骨密度占骨强度的 60%～90%。从外观上看，骨质疏松的股骨头可能拥有正常骨头的大小和样子，但其本身是易碎的，仅有一层很薄的骨皮质及破裂（甚至局部缺失）的骨小梁网络。低骨量已被证明是骨折风险最重要的客观预测指标。骨骼质量越低，骨骼越弱，导致骨折所需的力越小。

随着人们对骨骼健康的重视从治疗转向预防，骨质减少的诊断术语可能越来越重要，特别是结合主要危险因素的评估。绝经后患有骨量减少的女性应以预防策略为主，以保证其骨骼质量。同时具有骨量减少和相关危险因素的患者应及早使用有效药物治疗，以防止脆性骨折。

---

① 宋柏杉，孙启才. 骨质疏松症 [J]. 健康人生，2019（9）：12-14.

二、骨质疏松症的发病机制

骨细胞最好在骨骼的内表面，即骨内膜上进行重塑。具有大量骨松质成分的骨骼为骨细胞提供了最大的表面积以进行重塑。这些骨骼包括椎体、股骨颈、肋骨、腕部和跟骨。由于其巨大的表面积，这些骨松质的吸收速度是长骨皮质骨吸收速度的5倍。骨吸收发生时，处于骨骼中间的骨组织首先丢失，尤其是位于水平应力线附近的骨组织。承受较大载荷的垂直"支柱"在较长时间内保持完好无损，在X线上表现为垂直条纹。体外和体内研究表明，骨密度确实在骨强度中占有50%～80%的比重，也因此是其中非常重要的危险因素，尤其在绝经后女性中。许多前瞻性研究表明，随着骨密度的降低，骨折的风险呈指数增长：骨密度降低10%～15%会使骨折风险增加1倍。

骨骼不会仅仅因为皮质薄弱而发生断裂，骨密度降低的人群中有50%一生都没有发生过骨折。目前人们对骨质疏松症的认识较以前更为深入，除骨矿物密度外的其他因素对骨脆性和治疗效果等都可能有影响。最近的研究表明，骨质疏松症也是一种骨骼质量的问题，在许多疾病中，其危害超过骨密度本身。

骨小梁的重塑在人的整个生命历程中不断进行，导致骨骼强度及负重能力下降的过程需要立刻修复。

骨小梁的微骨折在X线中无法被检测到，只能通过骨活检在特殊的显微技术中看到。此外，由于成骨细胞活性降低，骨小梁变薄并不断加重，这会加速骨组织微结构的破坏。破裂的小梁在功能上是无用的，并且会被迅速吸收。如果出现许多无法完全修复的微骨折情况，那么最终将达到骨质破裂的临界点，如马拉松运动员的疲劳骨折（"骨挫伤"）。据推测，抗骨吸收剂对骨转换的过度抑制可能降低骨修复微损伤的能力并导致骨生物力学性能下降。如果骨骼结构在质量上不如初始，即使是正常厚度的骨骼也可能断裂。这是需要考虑的重要方面，并且已经在性腺功能减退的男性骨质疏松患者中得到证实。通过磁共振显微照相技术所测得的骨矿物密度的研究显示，这些患者的脊柱及髋部骨骼微环境有显著破坏——较显微密度测量法所得的结果更糟。

在纳米级的视野中，已证实胶原纤维和矿物晶体之间的相互作用可以影响骨质量。

骨合成代谢治疗法的一个至关重要的目标是重建骨微结构。这一目标在不久的将来可以通过骨硬化蛋白抗体来实现。通俗地讲，骨质疏松性骨折主要由以下

8 种不同的骨骼异常问题导致。

（1）骨厚度降低（密度）。

（2）骨松质和骨皮质比例失调。

（3）骨松质的小梁网节点数目的减少。

（4）破骨细胞引起的横断面骨小梁的破坏。

（5）骨形成不足。

（6）骨基质矿化不足（类骨）。

（7）胶原分子结构及构架的异常（交联）。

（8）骨修复机制失调。

怎样降低骨脆性？这里有两种方法让骨更强壮。

（1）增加骨矿物质密度并让骨骼质量更有效地分布，即在机械需求最大的地方（"外部生物力学特性"）增加骨骼组织。

（2）从微观到分子水平改善骨组织的材料特性（"内在生化特性"）。

有效治疗骨脆性应改善外在生物力学骨骼的特性，但同时不应损害其内在固有特性。强效的骨吸收抑制剂（如双磷酸盐）可将骨转换减少 70% ~ 90%，从而增加骨矿物质密度。由于骨重塑的减少，骨骼的平均组织年龄会和骨骼矿化一起增加。正常矿化骨的特性是骨硬度和骨脆性的最佳组合，而矿化差的骨头往往随着位移的增加而变得非常脆弱，矿化度高的骨头则随着位移的减小而变得更加脆弱。在治疗骨质疏松症时，必须注意骨密度，促进微体系结构的改善，有效促进骨矿化和骨修复。

如今，有了现代的双磷酸盐，填满吸收性空隙，增加矿化和增厚减薄的小梁不再是问题。目前，没有令人信服的证据表明双磷酸盐静脉内治疗会导致积累的骨骼微结构被破坏。但是，据我们从实验研究中了解到，目前还不可能完全恢复小梁网络（完整的恢复）或已被破坏的骨骼形状。

第二节　骨质疏松症的分类

骨质疏松症通常分为原发性骨质疏松和继发性骨质疏松两类。原发性骨质疏松主要伴随年龄增长（衰老）的生理变化而产生。继发性骨质疏松主要是由身体的其他器官组织功能紊乱的作用在骨骼上产生的一系列病理生理变化。

一、根据疾病状态分组

骨质疏松症可能局限于一个或多个骨骼区域，即局灶性或局部骨质疏松，区别于典型的全身骨质疏松（系统性）。

对于骨病的治疗（如肿瘤学），有一个特别重要的问题，即该病是局部的还是全身性的？

（一）制动（失用性骨质疏松症）

一个典型的例子是局灶性骨质疏松症多是由骨折或运动神经损伤，导致肢体固定不动时发生的。缺乏使用和运动会导致破骨细胞吸收增加，如果足够广泛的话，还伴有高钙尿症和高磷血症。解除固定并恢复活动后，该过程可以逆转，骨骼代谢正常化，尤其是儿童和年轻人的骨骼。

（二）复杂的局灶性疼痛综合征

复杂的局灶性疼痛综合征（CRPS、创伤后骨萎缩、痛性肌萎缩、交感反射性营养不良），主要影响手、膝盖和足踝，并具有肿胀、疼痛、感觉异常和血管舒缩反应。

（三）一过性骨质疏松症

一过性骨质疏松症首次在孕妇的骨盆骨骼区域性变化过程中被描述。之后，在青年男女的膝关节、踝关节中也观察到了类似情况。疼痛似乎是自发性的，没有明显的外伤史。通过 MRI 可以确诊，MRI 可显示疼痛关节周围广泛的骨髓水肿。

临床上，该过程是自限性的，通常可在 1 年内完全恢复。目前将这种疾病与 CRPS 一起归纳为"骨髓水肿综合征"。可以通过静脉注射双磷酸盐治疗（约80％的病例可以完全缓解）。

（四）Gorham—Stout 综合征（侵袭性血管瘤、"骨消失病"）

这种罕见的骨病目前仍没有阐明机制，尽管有血管淋巴管交联理论的提出，主要是通过激活血管内皮引起的，它始于骨骼内破骨细胞诱导的大量骨质吸收，并扩散到相邻的骨骼。进度是可变的。当涉及胸部或椎骨时，可能发生严重或危及生命的并发症。侵袭程度是不稳定的。当发生在胸廓或椎体有累及时，可能发生严重的或危及生命的并发症。截至目前，唯一有效的治疗方法是尽早使用双磷酸盐防止骨质丢失。

（五）其他溶骨性疾病

这可能是由多种不同原因引起的，包括感染、肿瘤、创伤应激、血管变异、先天性畸形、遗传变异等。

（六）全身性（系统性）骨质疏松症

这种情况较局灶性的骨质疏松症更为多见，尽管如其名称所述，全身性骨质疏松很少出现全身骨骼骨质疏松的情况，但其分布具有对称性。青少年和绝经后的骨质疏松症通常会影响中轴骨，而与年龄相关的骨质疏松会侵袭管状骨骼，尤其易发生于男性。四肢骨骼中正常骨密度的存在并不能排除中轴骨的骨质疏松（甚至可能严重）。在评估骨密度的局部测量时要牢记这一点，该测量仅代表所测量的骨骼，不能外推到其余骨骼。

二、根据年龄和性别分组

（一）青少年特发性骨质疏松症

青少年特发性骨质疏松症是一种罕见的发生在青春期前儿童的自限性疾病，通常发病年龄为 8～14 岁。表现为椎体压缩性骨折产生的严重腰背部疼痛。鉴别诊断包括成骨不全症、库欣综合征和骨髓疾病，这些疾病可以通过对外周血和骨髓的分析及骨活检来鉴别。青少年特发性骨质疏松症的典型表现是在青春期发病的儿童，以背部下端、髋部和脚的隐痛开始，渐渐出现行走困难。常发生膝关节和踝关节痛以及下肢骨折。全身的体格检查可以是完全正常的，也可以表现为胸腰段的脊椎后凸、脊柱后侧凸、鸡胸、长骨畸形、跛行。

（二）成人特发性骨质疏松症

成人特发性骨质疏松症是一种易发生于 30～50 岁男性的骨质疏松症，其特点为椎体骨折、生物力学参数及骨活检显示骨吸收增加，且患者通常是重度吸烟者。诊断必须排除轻度成骨不全症。特发性成年骨质疏松患者表现为较早地出现腰背痛，疼痛的程度与骨质疏松的进展程度有关。有的患者可因轻微的外力而发生脊柱骨折，而且发生骨折后愈合较慢，症状出现得也较慢，身高变短也不明显。

（三）绝经后（Ⅰ型）骨质疏松症

绝经后（Ⅰ型）骨质疏松症是一种最常见的骨质疏松症，通常发生在

50 ~ 75 岁的绝经后女性，由绝经引起。

骨质流失实际上是从绝经前几年开始的，并且在绝经时（围绝经期）会增加。绝经后女性中约有 30% 患有骨质疏松症。雌激素的停止分泌会导致 IL-6 和其他细胞因子的减少，进而激活并促进破骨细胞的活动。此外，骨骼对甲状旁腺激素的再刺激作用更加敏感。结果导致椎骨和髋骨的骨松质的吸收增加，骨折的风险也相应增加。显然，这种绝经后的骨质疏松症仅发生在女性中。男性也会由于雄激素缺乏症而增加骨吸收。

（四）老年型（年龄相关性，Ⅱ型）骨质疏松症

女性绝经后和男性雄激素缺乏时，骨质疏松症潜移默化地融合到与年龄相关的进程中，作为衰老的一部分，导致体弱。其特征是骨质疏松症常见的一些因素，包括肌少症、跌倒、体育活动减少、认知能力下降、激素、维生素和细胞因子的变化。骨骼主要受活性增加的破骨细胞影响。一项对不同年龄组的正常人（没有任何已知的代谢、内分泌或骨性疾病）进行的骨活检研究显示：50 岁后，破骨细胞和成骨细胞的数量增加，表明老年人群的骨骼组织并非缓慢、不活动和萎缩的组织，反而呈现出骨重塑增加的现象。发生老年性骨质疏松症的其他原因包括活动性下降、维生素 D 代谢缺陷、钙不足和轻度继发性甲状旁腺功能亢进。Ⅱ型骨质疏松症通常在 70 岁后发病，女性发生率为男性的 2 倍（然而两者发病率逐渐趋向一致）。文献提示，老年人骨质疏松症（无论男女），尤其是严重骨质疏松症的发病机制中的一个主要因素是成脂转移，即脂肪的生成超过了骨髓中成骨细胞的形成。骨髓间充质干细胞转变为脂肪细胞的能力增强。研究显示，骨髓间充质干细胞的成骨和成脂分化是平行的，直到这一过程的晚期。骨皮质，特别是股骨颈、桡骨和骨盆骨，也参与了老年性骨质疏松症的生成过程，尤其是男性。约 80% 的骨质疏松性骨折都发生在此时，即 70 岁以后。

三、根据严重程度分组

日常临床工作中，骨病的严重程度必须在做出紧急应对和治疗策略前准确确定。

（1）如果女性的骨矿物质密度（BMD）比年轻人的平均值低 2.5 个标准差，则可以诊断骨质疏松症。研究学者 Kanis 和同事对这个定义发表了评论，并给出了可用于白种人女性的诊断标准。

（2）正常骨量。BMD 值等于或高于年轻女性参考平均值减 1 个标准差的值（T ≥ –1.0）。

（3）低骨量（骨量减少）。BMD 值与年轻女性参考平均值相比在负 1 个标准差的值和负 2.5 个标准差的值之间（–2.5 < T < –1.0）。

（4）（临床前期）骨质疏松症。BMD 值小于等于年轻女性参考平均值负 2.5 个标准差的值（T ≤ –2.5）。

（5）严重骨质疏松。BMD 值小于等于年轻女性参考平均值减 2.5 个标准差的值，同时存在一处或多处脆性骨折史。

该定义使用股骨颈处 DXA 测得的 T 值作为诊断标准，实际上该方法在骨密度测定中已经实行了很长时间。骨密度结果与年龄、性别和种族等控制变量相匹配。

不同测量技术及不同地点间所得的 T 值不能相互比较。就骨骼部位和测量技术而言，必须采用统一的参考标准，这些情况在许多前瞻性研究中已明确，在股骨颈处进行 DXA 测量对髋部骨折具有最高的预测价值，也可提供整个髋关节的数据，但迄今为止的证据并未表明骨折预测有任何改善。在腰椎 BMD 中，准确性误差的重要来源是主动脉钙化和骨关节炎，其随着年龄的增长而逐渐增加。此外，髋部是临床上最相关的部位，因为就发病率、死亡率和成本而言，髋部骨折是骨质疏松症的主要并发症。

四、根据组织学分组

一项正常成人髂嵴骨活检的研究结果显示，其骨小梁体积占活检断面体积的 20%～25%，当这个数值降到 16% 时，小梁就会发生"稀疏"现象。

当骨小梁周围被脂肪细胞或脂肪组织层包围时，骨重塑能力降低，类骨堆积能力缺乏（骨萎缩）。脂肪细胞的这种特殊分布是初期骨质疏松的征兆，这是在连续的活检中看到的"低转换"型。最近的研究表明，脂肪细胞与成骨细胞活性之间确实存在联系。

为了验证骨软化症的存在和程度，必须注意类骨质矿化的体积、程度和宽度。这些数据是估计所需维生素 D 的治疗量所必需的。类固醇使用量不应超过 2%（体积百分比）每骨小梁单位体积。然而，当骨小梁体积百分比很低时，在老年患者中经常发现类固醇使用量为 2%～5%（体积百分比）每骨小梁单位体积，提示存在"骨质疏松"。组织学上的骨软化症有以下三个标准。

（1）骨组织去矿化（早期症状）。

（2）类骨组织占小梁表面的50％以上。

（3）类骨堆积宽度超过总骨小梁体积（体积百分比）的10％。

随着改良活检穿刺技术的引入和最新的免疫组织学研究的开展，在对骨质疏松症（尤其是继发性和药物性引起的骨质疏松症）在内的骨骼疾病的研究中，骨活检将有更大的意义。

第三节　骨质疏松症的临床评估

骨质疏松症能够降低骨密度，导致骨结构异常、骨骼的脆性增加和骨折的发生率增加，故评估骨质疏松症的发病因素显得尤为重要。评估骨质疏松症发病的风险可以确定骨折的发病因素，为决策患者是否需要接受治疗提供依据[①]。

一、临床症状

腰背痛是患者就诊的最常见原因之一，每一例急、慢性腰背痛患者都需要详细评估。鉴于骨质疏松可能长期存在，但无相应临床症状，一旦疼痛症状出现可能提示椎体塌陷或者骨折的发生。骨软化症主要以广泛性、早期性、全身性的严重骨痛为特征，这是鉴别诊断的一项重要因素。同时鉴别诊断中也包括其他疾病。

（1）椎体病变：炎性病变、退行性改变、骨髓病变和肿瘤。

（2）椎体外病变：内脏、神经、肌肉、心理及肿瘤（如胰腺癌）。

腰背痛的详细评估包括疼痛部位、诱因、持续时间、持续性或间歇性、疼痛范围、类型、疼痛程度、感觉和运动功能障碍，以及对不同刺激和药物治疗的反应。腰背痛可能的潜在病因包括以下几种：①肌肉挛缩和肌紧张；②椎体塌陷；③椎间盘突出；④强直性脊柱炎；⑤骨转移瘤；⑥胰腺肿瘤；⑦心肌梗死。

骨质疏松症只有在发生骨折时才考虑临床意义。

临床病史和仔细的体格检查，必须包括以下内容：①身高下降；②姿势和步态改变；③棘突压叩痛；④脊柱活动度；⑤合并胸椎后凸或腰椎侧弯；⑥肌张力和肌力改变；⑦先天性骨质疏松的体征（如巩膜蓝染）。

---

① 单祎娜，王莉.骨质疏松症诊断和治疗进展[J].医学综述，2019，25（18）：3652-3656+3661.

　　骨质疏松症的急性腰背痛多由椎体的突发塌陷或骨折导致，患者往往自诉可以听到后背部骨骼发出"啪啪"声响或者破裂声。相反，骨质疏松症的慢性腰背痛则是由脊柱轴向的不稳定，难以满足肌肉、关节和四肢的运动需求所致。为了对疼痛症状做出最全面的临床诊断，需明确以下几个问题：疼痛部位、性质、时间、放射痛、疼痛严重程度及加重因素。

　　骨质疏松症中以持续性神经根性疼痛或脊髓症状为主要特征的神经损伤症状相对少见。骨质疏松中脊柱高度的大幅降低多虽然是由一个至多个胸椎椎体塌陷所致的，但髋与足的距离保持不变。而引起身高中度降低的其他原因包括姿势不良、椎间盘退变及肌力下降。从站立高度和双上肢宽度可以估算出身高下降的幅度。高度下降仅发生在脊柱上，而髋—足跟局部保持恒定。当腰椎高度降低时，肋骨可能因挤压骨盆而产生疼痛。上肢宽度与身高差异越大，意味着椎体损伤程度越重。身高下降的同时还可以导致背部皮肤出现特征性皱褶（"圣诞树"现象）及腹部隆起（骨质疏松肚）。此外，椎体高度降低可以导致椎体棘突的异常挤压而产生疼痛（Baastrup 综合征 / 脊柱接吻征）。由于身体重心向前移位，以致行走时步态缓慢、不稳，需要小步前行，从而避免对脊柱的应力冲击。

　　椎体压缩可能引起一系列不可逆的躯体变化，因此必须及时阻止椎体压缩。

　　相反地，躯体负重力线的改变又会导致膝关节骨关节炎。同时，步态不稳增加了跌倒和骨折的风险。胸椎椎体塌陷导致胸椎后凸呈现典型的驼背（dowager 驼峰）。测量驼背畸形程度的一个较好的方法是患者采取站立位，背部紧贴墙壁，测量后脑勺与墙壁的距离。当出现胸椎后凸畸形时，胸腔容量可能降低，从而降低总肺活量、通气—换气效率和运动耐力，同时患者可能出现下颌贴近胸骨的姿势。

　　患者病史和骨密度检查对于明确和预防骨质疏松、指导治疗至关重要。

二、常规 X 线检查在骨质疏松症中的应用

　　脊柱 X 线检查仅在骨密度降低 30% ~ 40% 时才能显示骨量降低，因此，X 线检查并不适用于骨质疏松的早期诊断。但对于发现既往的椎体骨折或者压缩变扁非常有效。当椎体骨松质被吸收而骨皮质保持完整时，椎体形态可发生多种变化。椎体骨小梁的减少以特定方式进行。其中非承重骨小梁受限被吸收，因此椎体往往表现出典型的水平骨小梁稀疏、纵向骨小梁增粗，以及增粗的骨质线出现。此外，由于椎体的骨皮质增厚，椎体呈现出镜框、空盒及中空样改变。另一项有

效的诊断标准是椎间隙的气球样改变,往往提示椎体上下终板的早期应力增加(椎体双凹征)。因椎间盘突出、进入部分椎体引起的许莫氏结节在骨质疏松中很常见,尽管这不是病理性的。在脊柱侧位 X 线片上用于诊断骨质疏松的标准包括以下几点:①骨质射线穿透率增加;②纵向骨小梁增粗;③骨质增粗线的出现;④椎体终板变薄;⑤压缩骨折的出现。

脊柱 X 线检查:可用于骨密度检查结果不明确时,以及显示导致继发性骨质疏松症的其他多种情况。侧位 X 线片可快速显示可疑的椎体骨折。临床中判断椎体骨折最有效的方法可能是检测到高度降低超过 2 cm(H.Genant)。为了对椎体畸形进行半定量评估,研究人员 Genant 根据椎体前部、中部和后部高度的降低制定了相应的分级方法:① 0 级:正常;② 1 级:轻度畸形,椎体高度降低 20% ~ 25%;③ 2 级:中度畸形,椎体高度降低 25% ~ 40%;④ 3 级:重度畸形,椎体高度降低 40% 以上。

三、骨质疏松症的骨密度测量法(双能 X 线检查方法,DXA)

在骨折发生之前,骨质疏松的早期诊断只能通过测定骨密度的相关检查。这些骨密度检查能够测定不同部位的骨质密度,从而能够预测发生骨折的风险。骨密度值每降低 10%,可导致椎体骨折风险翻倍,髋关节骨折风险增加 3 倍。当骨折发生后,骨密度检查多用于骨质疏松的诊断,检查骨质疏松严重程度,并确定治疗的适应证。BMD 检查能够提供以下信息。

(1)在骨折发生前即能检测骨量减少或者骨质疏松。

(2)预测骨质疏松进展的风险。

(3)采用半定量检测骨质流失速率及进展。

(4)记录治疗的有效或失败。

(5)增加医师和患者的依从性。

(6)骨密度检查是诊断和检测骨质疏松症。

治疗效果最客观、可靠和可量化的检测方法。因其能够对骨折风险进行可靠预测,对于早期发现和预防至关重要。DXA 检查是检测骨质疏松的金标准。

DXA 检查的显著优势如下所示:

(1)非侵入性,患者无须脱衣、暴露隐私,对于患者无任何负担。

(2)检查过程快(5 ~ 10 分钟)。

(3)成本低、效益高。

（4）辐射剂量低（1 ~ 3 mRem，等同于普通 X 线检查辐射剂量的 1/100 ~ 1/10）。

（5）能够检测容易发生骨质疏松和骨折的特定部位——腰椎和髋关节。

（6）能够对骨折风险预测进行梯度记录。股骨颈骨密度值每降低 1 个单位标准差值，髋部骨折风险增加 2.6 倍。

（7）检查结果准确性高，是进行随访和对比研究的理想指标（精度误差 1% ~ 10%，精准度 1%）。

（8）WHO 推荐 DXA 为诊断骨质疏松症的标准方法。

（9）ESCEO（欧洲骨质疏松症和骨关节炎临床经济学会）和 IFO 将其视为诊断骨质疏松症的参考标准。

局部不能反映整体。需要测定全髋关节和腰椎，从而提高准确性。骨质疏松的诊断基于最低 T 值。T 值是目前国际公认的评估临床结果的标准指标。

四、推荐的实验室检查

在没有其他并发症的情况下，通常原发性骨质疏松患者血液和尿液中相关检测指标处于正常范围之内。实验室检查的意义主要在于识别继发性骨质疏松症。需要常规筛查血液和尿液相关实验室检查，从而识别或排除任何年龄段可能存在的继发性骨质疏松症。

在临床诊断时应进行以下"基本"实验室筛查，并定期复查：①红细胞沉降率；②全血细胞计数；③血清钙和磷酸盐水平；④血清碱性磷酸酶水平；⑤血糖和尿糖水平；⑥ C 反应蛋白；⑦氨基转移酶和 Y–GT（血清）；⑧肌酐（血清），肾小球滤过率。

同时，当有其他合适指征时应检查以下项目：① T_3、T_4 和 TSH；②雌激素和（或）雄激素水平；③维生素 D 代谢产物；④维生素 K 的生化指标；⑤甲状旁腺激素；⑥蛋白质电泳和免疫电泳。

值得注意的是，骨质疏松患者中，约 20% 的女性和多达 64% 的男性患者同时也合并骨质疏松症相关的其他疾病（并发症），因此上述检测项目的重要性不言而喻。

总而言之，应根据患者病史和生活方式因素反映的个人风险状况进行个人调查研究，以确定合适的检验和检查方法。依据检查结果，即是否存在骨量减少或骨质疏松、是否合并并发症、目前应用的药物等，来制定下一步治疗方案。

第二章 骨质疏松诊疗技术

第一节 DAX、QCT 在骨质疏松诊断中的应用

骨质疏松症是一种全身代谢性骨病，主要特征为骨量减少、骨组织显微结构退化。其患者一旦发生骨折，不仅医疗费用昂贵、生活质量严重下降，且致残、致死率高。骨质疏松症的早期诊断是治疗和预防骨质疏松相关性骨折的关键。骨质疏松症的诊断依据主要包括骨量减少、骨密度下降和（或）发生脆性骨折。其中，骨密度检查对疾病的早期诊断比较重要。目前，临床常用的骨密度测量方法主要包括双能 X 线吸收法（Dual-Energy X-ray Absorptiometry，DXA）和定量 CT（quantitative computed tomography，QCT）。其他跟骨超声及四肢骨骨密度测量仅适用于体检筛查。使用 DXA 测量出的骨密度可对骨面积进行更准确的评估。其主要优势为 DXA 精确的三维解剖能力，能提供直接的密度测量，及其高度的空间分离能力能区分皮质骨与松质骨。由于 DXA 的辐射剂量较 QCT 更低，故世界卫生组织将其定义为诊断骨质疏松症的标准。DXA 的缺陷为不能独立预测骨折风险，而高分辨率的 QCT 能同时测量骨小梁和皮质骨的结构。

为了更好地评估骨质量，在腰椎 DXA 图像的基础上，骨小梁评分提供了一个新的成像方式，用来描述骨骼微结构。现就 DXA 与 QCT 在骨质疏松诊断及预后监测中的应用予以综述。

一、DXA 与 QCT 在骨质疏松症诊断中的应用

（一）DXA

DXA 测量骨密度是基于两个不同能量的 X 线发射，随后的计算机分析消除了软组织成分并产生骨密度结果。使用双能 X 线能将软组织与骨组织区分开。应用DXA测量骨密度是诊断骨质疏松的"金标准"。诊断主要依赖对脊柱区的测量，检查脊柱时，DXA 的感兴趣区域为 L1 ~ 4 椎体。用 DXA 扫描时，检查体位将直接影响测量的准确性，要求患者取仰卧位，臀部和膝盖下方分别在特定位置块上进行弯曲。该体位使腰椎充分前凸以获取可重复性结果。X 线束从后部进入身体并向前移动。DXA 图像能帮助临床医师判断腰椎区域是否按检查要求充分暴露，原则上 DXA 图像必须投射出身体双侧等量的软组织影像，并要求 T12 椎体和 15 椎体的中部必须获得可见图像。DXA 检测髋关节的感兴趣区域为股骨颈、股骨转子间、转子和总髋关节。Ward 三角区不是一个真正的解剖区域，而是一个 DXA 的扫描区域，它是股骨头中骨密度最低处。不应使用 Ward 三角形的骨密度测量来诊断骨质疏松症，因为它会导致骨质疏松症诊断结果的假阳性。应该分别使用股骨颈、大转子或全髋关节的骨密度测量。检查时，同样有严格的体位要求以保证测量的准确性，要求患者取仰卧位，髋关节旋转到小转子只出现很少而又不至于消失的程度，此时 DXA 图像能显示股骨与扫描仪长轴。DXA 测量前臂区域时，原本应用于脊柱或髋关节的诊断标准已不适用。但其仍有一定的临床应用价值，如用于估骨随着时间推移的变化。DXA 的主要优点为通用性、低辐射、低成本。然而，这是一种计算每克骨矿物质含量和二维投影每平方厘米面积的测量方法。骨密度的单位为 g/cm^2，因此 DXA 测量得到的是单位面积的密度，而不能像 QCT 测量得到单位体积的密度。DXA 测量的骨密度受骨面积大小的影响，小体型个体的单位面积骨密度低于正常体型的个体，从而导致 DXA 用于诊断小体型骨质疏松症人群出现假阳性。同时，DXA 测量结果也会受到退行性改变的影响，尤其是测量脊柱时。此外，所有覆盖在脊柱上的结构（主动脉钙化）或形态学异常（脊柱椎板切除术后）均将影响骨密度测量。

世界卫生组织根据 DXA 测量得到的骨密度与成年人骨密度平均值之间的差异提出了骨质疏松症的定义，并用标准差来描述相同性别和种族正常人群的波动范围。将已测得的骨密度平均值与正常人群的骨密度平均值相比得到的标准差称为 T 值。

基于 DXA 结果，绝经后妇女和 50 岁以上男性的骨密度根据 T 值结果进行划分：T > –1.0 为骨密度正常；T 介于 –2.5 ~ –1.0 为骨质疏松；T < –2.5 为骨质疏松症。以上定义是基于流行病学对骨质疏松症患病率的计算，截取值为 30%。但这个定义不包括绝经前妇女、青年男子和儿童。除 T 值外，DXA 报告还提供 Z 值，其计算方式与 T 值类似。Z 值没有被正式纳入骨质疏松症的定义，但在绝经前妇女、青年男子和儿童中，低 Z 值（Z < –2.0）可能表明骨密度较预期低，应积极寻找其潜在原因。在 T > –2.5 的情况下，一个或多个低冲击力作用下的脆性骨折被视为严重骨质疏松症的标志。鉴于 DXA 骨密度测量的局限性，骨折风险评估工具能更好地评估患者的骨折风险。在存在临床危险因素和 DXA 测量出股骨颈骨密度的基础上，骨折风险评估工具可用于计算 10 年内髋部骨折和主要骨质疏松性骨折（脊柱、前臂、髋部或肩部骨折）的概率。

（二）QCT

QCT 是基于 X 线进行，测量不同组织的吸收率（同水比较）。其结果用菲尔德单位表示。QCT 可以在任何一台 CT 扫描仪上进行，只需加用校准幻象和专用软件。虽然有不同的幻影存在，但它们可以通过校准来互相转换。患者取仰卧位行 QCT 扫描，骨骼被投射到幻象上，校准幻象将得到的菲尔德单位转换成骨密度测量用的单位体积镁羟基磷灰石重量（g/L）。相对于 DXA 测量的单位面积骨密度，QCT 测量出的是真正意义上的单位体积骨密度，而不仅仅是一个投影测量值。当感兴趣区域出现难以用 DXA 区分的脊柱退变时，如很小或很大体型的患者，无法单独使用骨密度测量结果时，QCT 为临床医师提供了纯粹的骨小梁测量，其较 DXA 能更敏感地监测疾病变化和治疗效果。但因为 QCT 的辐射剂量较高（50 ~ 100 因子），所以不推荐将其作为诊断标准，而应作为一种必要时替代 DXA 的工具。在体外临床研究中，由于其需要高辐射剂量，所以很难核实所获得的数据。相较于 DXA 测量时 0.01 ~ 0.05 mSv 的放射剂量，二维 QCT 测量腰椎时需 0.06 ~ 0.3 mSv 的放射剂量；而高分辨率的多排螺旋 CT 用于检查脊椎骨组织微结构需 3 mSv 的放射剂量，相当于约 1.5 年内接受的自然背景辐射总量。目前，临床使用 QCT 测量骨质量参数来预测骨折风险并不适用。

脊柱的单片 QCT 检测须 3 ~ 4 脊椎（T12 ~ 14），使用 8 ~ 10 mm 厚片，脊椎中线部分平行于终板。它所需辐射剂量高于 DXA 使用剂量，但其精度较低。脊柱 QCT 扫描脊柱时需要使用 T12 ~ L3 区域内两个完整的脊椎（通常

L1～2）进行分析。虽然脊柱 QCT 较单排 QCT 需要较高的辐射剂量，但其空间分辨率优于超薄扫描（1～3 mm）。而使用多排螺旋 CT，其骨密度测量值准确度较 DXA 高 1%～2.5%。相较于髋关节，脊柱有较大比例的骨小梁。由于骨小梁的骨代谢活性较高，故 QCT 能将皮质骨和松质骨区分开。与 DXA 相比，应用 QCT 测量脊柱骨密度能监测到更明显的下降趋势，因为 DXA 测量的只是整体骨。美国放射学学院指南建议将 QCT 扫描脊柱的结果分为骨密度在 120～80 g/L 为骨量减少、骨密度＜80 g/L 为骨质疏松症。

髋关节由于解剖结构比较复杂，单片技术不能应用。髋关节的 QCT 扫描从股骨头上方几厘米到小转子下方几厘米，对股骨颈、全髋关节和股骨的骨密度进行容积图像处理。其与通过脊柱 QCT 或 DXA 测量的脊柱骨密度存在差异。然而，脊柱 QCT 或 DXA 测量的脊柱整体骨密度与骨折发生具有更强的相关性。类似于应用 QCT 测量脊柱骨密度，髋关节的骨密度测量也不将 QCT 作为常规推荐，只作为必要时 DXA 的替代工具。多排螺旋 CT 扫描对脊柱和髋部的容积骨密度测定被认为缺乏专业标准。当使用明确区域的具体方程时，多排螺旋 CT 扫描分别制定了脊柱（r=0.98）和髋关节（r=0.99）的相关系数，以提高诊断效能。

QCT-DXA 与 DXA 测量出的髋关节骨密度有很高的相关性，将结果与参考数据库进行比较，世界卫生组织认为可将 DXA 检测结果中的 T＜–2.5 定义为骨质疏松症。此外，QCT 可以通过有限元分析提供关于髋关节几何形状的一定附加信息。体外实验证明，有限元分析结果与 DXA 检测结果具有高度的相关性，再结合骨密度和几何形状，其在临床对骨强度和骨折风险有很强的预测性。

二、DXA 与 QCT 在骨质疏松症预后监测中的应用

（一）DXA

除了评价骨状态和诊断骨质疏松外，影像学还能监测骨随着时间推移而发生的变化。DXA 可用于评价年龄、疾病和医学的抗骨质疏松治疗，同时预测一部分的骨折风险。由于骨密度变化与骨折风险相关，故其将作为骨质疏松症预后监测的基本原则。在使用相同的扫描仪和软件时，应随时评估患者情况，并应注意定位使患者获得相同的扫描图像。随访应使用骨密度的绝对值，而不是 T 值。骨密度的变化值大于最小显著变化值时才是有意义的变化结果。扫描随访的间隔时间取决于年龄、疾病、药物等临床因素的干预，临床医师应通过预计骨密度变化

超过机器最小显著变化值所需时间来决定患者的随访间隔时间。对于健康的绝经后妇女,应每两年用DXA测量一次骨密度。腰椎椎骨主要由骨小梁构成,骨小梁的骨转化相对较快,因此选择腰椎区域作为检测骨密度变化的扫描区域是理想选择。然而,当存在退行性病变时,DXA结果可能很难应用,且髋关节区域应成为首选。

骨小梁评分是一种从DXA图像中描述腰椎骨骼微结构的新方法。该方法是基于DXA图像提供骨小梁结构像素级变化的间接映射评价。骨小梁结构通过二维投影产生一个高像素且变化小的图像进行评估。而连通性较低的骨会产生少量的像素值变化。临床研究证实,骨小梁评分与男女骨折风险均存在相关性。它可以作为骨折风险评估工具和骨密度检测的补充,能提高骨折风险的预测能力,且被证明是一个独立于骨折风险评估工具骨折风险的重要预测因子。有研究评价应用骨小梁评分监测抗骨吸收药物治疗后的相关变化,但结果均低于最小显著变化值,表明此方法仍很难用于监测骨质疏松的治疗效果。且DXA是根据投影图像计算每平方厘米投影面积的骨矿含量,并没有测量真正的骨密度,也没有区分骨小梁和皮质骨成分。而小梁的形状、大小、方向和连接性会影响小梁骨的骨强度,对衰老、各种疾病和治疗表现出不同的反应。仅使用DXA可能掩盖或误诊某些治疗对骨强度的影响。

（二）QCT

QCT不仅能测量真实体积骨矿物密度,还能区分骨小梁和皮质骨。脊柱QCT在检测骨丢失方面具有较高的敏感性,并能更好地预测椎体骨折风险。然而,脊柱QCT方法临床使用仍存在局限性,因为QCT仪器的成本和技术要求高、患者的辐射风险大。有研究证明,外周QCT可用来评估绝经后骨质疏松症激素替代治疗的效果。

激素替代治疗能有效减少总骨量的丢失,减少圆形骨骨量,并降低桡骨远端骨小梁的连通性。研究人员Muller提出,激素替代治疗能降低骨折风险的原因在于能逆转皮质骨吸收。然而,当激素替代治疗抑制骨吸收时,其也会抑制骨转化,但激素替代疗法能降低早期绝经后妇女的骨折风险,而通过DXA测量的骨密度增加却比较小。研究人员Dempster提出,抗骨吸收疗法通过许多机制来发挥作用,如骨密度之间的非线性关系、压缩强度,抑制横向骨小梁丢失速率,减慢启动新的再吸收腔,减小矿化增加的皮质孔隙度。在抗骨吸收疗法中,可能还涉及其他因素能降低骨折风险。此外，有时由于增加骨强度和降低骨折风险的需求相反，故不能仅通过减少骨强度损害因素来预防骨质疏松骨折。研究发现，QCT可以单独检查皮质骨和骨小梁对激素替代治疗的影响。但应用QCT测量骨密度进行治疗效果监测的使用限制为其较高的辐射剂量。有临床研究显示，高分辨率外周骨QCT能较好地监测治疗效果。

骨质疏松症已成为威胁中老年人健康的重要疾病，防治不当将严重影响患者的生活质量和自理能力。因此骨质疏松症的诊断治疗及预后判断在临床工作中显得尤为重要，不仅引起了临床医师的广泛重视，其诊疗手段也在不断进步。目前，DXA和QCT的应用相对成熟和广泛，其技术正在进一步发展，以扩大从这些模式获得数据的丰富性。超声、CT、磁共振成像和正电子发射计算机断层显像等定量参数的潜在新应用正在临床和研究环境中进行，相信未来这些检测手段将为骨质疏松症的诊疗提供更多、更全面的临床数据。

第二节　PKP、PVP治疗骨质疏松压缩性骨折

随着年龄的增长，机体将表现出不同程度的骨质疏松情况，骨质疏松性椎体压缩性骨折发生风险也随之增加，若患者发病后未接受相应治疗，将对其生活质量、身心健康甚至生命安全造成严重影响[1]，因此，骨质疏松性椎体压缩性骨折已成为现阶段临床骨科较为关注的疾病之一。本节重点围绕骨质疏松性椎体压缩性骨折进行综述，以期明确经皮椎体成形术、经皮椎体后凸成形术应用于骨质疏松性椎体压缩性骨折的治疗价值，为今后临床医生接诊此类患者合理运用微创手术方案提供有力参考。

一、骨质疏松性椎体压缩性骨折

骨质疏松的发病原因在于机体性激素水平下降、基质失衡、胶原减少等[2]，发病后患者主要病理变化包括骨量流失、骨密度降低等。近年来，随着我国人口老龄化进程加速以及日常饮食习惯、食物组成及来源、生活环境改变等因素共同

---

① 王旭，袁翠华，陈继良，等.单侧与双侧PKP治疗老年骨质疏松性脊柱爆裂骨折的比较[J].中国骨与关节损伤杂志，2012，27（9）：819-820.

② 张豪伟，刘帅，董胜利.PVP联合抗骨质疏松"三联"用药治疗骨质疏松性椎体压缩骨折的疗效[J].中国煤炭工业医学杂志，2012，16（12）：1936-1938.

作用，骨质疏松患者数量呈显著上升趋势，因此，如何针对骨质疏松性椎体压缩性骨折患者采取正确有效的治疗措施已成为相关医护人员、患者及家属高度关注的热点问题。

骨质疏松导致骨密度、骨量变化是引发骨折的主要危险因素，既往认为骨折多由高能量暴力因素所致，但若患者存在骨质疏松则可能造成轻微创伤随即引发骨折。骨质疏松性骨折好发于髋部、腕部、椎体等部位，其中以骨质疏松性椎体压缩性骨折最为常见。保守治疗骨质疏松性椎体压缩性骨折包括卧床休息、理疗、对症给药、康复锻炼等措施，具有创伤小、痛苦少等特点，有利于患者积极接受并配合治疗。分析原因为保守治疗骨质疏松性椎体压缩性骨折见效慢、效果差，加之多数骨质疏松性椎体压缩性骨折患者年龄大，各类慢性疾病伴发风险高、身体机能差，若长期卧床将显著提高肺部、泌尿系统等感染率，死亡率也会随之上升。现阶段临床接诊骨质疏松性椎体压缩性骨折患者仍首选外科手术治疗。

开放性手术是既往临床用于治疗骨质疏松性椎体压缩性骨折的主要方式之一，此法可为操作者提供清晰视野，从而使其掌握病变局部情况，具有操作空间大、治疗效果好等特点。但由于开放性手术将对骨质疏松性椎体压缩性骨折患者机体造成较大创伤，因此，不利于其术后尽快实施康复锻炼，导致手术预后并不理想。近年来，随着临床医疗领域的深入研究，经皮椎体成形术、经皮椎体后凸成形术均已广泛应用于治疗骨质疏松性椎体压缩性骨折，并获得一定效果，但针对二者优缺点的分析仍十分必要。经皮椎体成形术最早于 1984 年由 Han 等应用于 C2 椎体血管瘤手术中，之后以创伤小、痛苦小、效果显著等特点，逐渐应用于各类疼痛性椎体疾病治疗中并取得理想疗效。1997 年，美国首次将经皮椎体成形术应用于治疗骨质疏松性胸腰椎压缩骨折，而我国首例类似报道则发生在 2000 年。经过临床多年实践，经皮椎体成形术治疗骨质疏松性胸腰椎压缩骨折的技术不断得到完善，已成为各级医疗机构用于治疗骨质疏松性胸腰椎压缩骨折的常用方案之一。

经皮椎体成形术于局部麻醉下实施，术中患者呈俯卧体位并将腹部腾空，经椎弓根将穿刺针敲入椎体后注入骨水泥聚甲基丙烯酸甲酯，其目的是增加锥体强度、改善脊柱功能、迅速缓解疼痛[①]。但应注意的是，利用经皮椎体后凸成形术

---

① 张立兴，梁云川，张斌，等.影响经皮球囊扩张椎体后凸成形术治疗骨质疏松性椎体压缩骨折效果的相关因素分析 [J]. 中国医药导报，2013，10（12）：51-53.

治疗骨质疏松性椎体压缩性骨折无法对原有椎体高度、骨折后后凸高度等情况予以有效改善。

二、经皮椎体后凸成形术

经皮椎体后凸成形术是由经皮椎体成形术基础上发展起来的骨质疏松性椎体压缩性骨折新型微创手术技术，其相较于经皮椎体成形术，术中利用导管针可膨胀球囊置入椎体后，膨胀球囊能够使压缩椎体高度有效恢复并产生空腔（椎体内），球囊完成任务后取出并将骨水泥（同经皮椎体成形术）注入局部[1]。目前，主流研究认为经皮椎体后凸成形术相较于经皮椎体成形术而言安全性、有效性均更优[2]。另有研究认为，经皮椎体后凸成形术由于治疗费用昂贵，不利于临床推广，此外其相较于经皮椎体成形术的优势并无相关研究所述较为明显。关于临床实际工作中如何取舍经皮椎体后凸成形术、经皮椎体成形术仍存在一定争议。

（一）适应证

经皮椎体成形术主要适用于新鲜、无神经压迫症状、椎骨后壁完整的轻中度（Ⅰ度、Ⅱ度）椎体压缩性骨折；经皮椎体后凸成形术除适用于与经皮椎体成形术相同的椎体压缩性骨折患者外，还适用于 6 个月以上陈旧性脊柱压缩骨折、上下相邻椎体多节段压缩骨折（继发于骨质疏松性椎体压缩性骨折）、严重后凸畸形伴骨折导致腰背痛（顽固性）等患者。经皮椎体成形术、经皮椎体后凸成形术的禁忌证相同[3]，具体如下：①高脂血症伴下肢或全身血管栓塞；②高龄；③穿刺通路局部感染；④凝血功能异常；⑤对术中所需造影剂、灌注剂过敏；⑥合并神经系统损伤；⑦椎体压碎性骨折合并小关节脱位／椎间盘脱位；⑧椎弓根骨折无法实施穿刺；⑨心、肝、肾等机体重要器官功能不全。综上所述，经皮椎体后凸成形术相较于经皮椎体成形术适用人群更广泛。

（二）疗效

经皮椎体后凸成形术、经皮椎体成形术均属于微创手术，术中在避免对机体

---

① 徐昕，云雄，邓迎生，等.椎体压缩骨折术后骨折改善率相关影响因素分析 [J].临床骨科杂志，2012，15（3）：258-260.

② 张亮，王静成，冯新民，等.唑来磷酸在骨质疏松性椎体压缩骨折椎体后凸成形术后的应用 [J].实用医学杂志，2015，31（2）：283-285.

③ 钟远鸣，程俊，张家立，等.经皮穿刺椎体成形术治疗脊柱肿瘤疗效及安全性的 Meta 分析 [J].中国全科医学，2014，17（33）：3974-3978.

造成相应创伤的基础上处理骨折情况。Marlin 等研究人员针对骨质疏松性椎体压缩性骨折患者分组研究后认为，术后 1 个月经皮椎体成形术组疼痛程度缓解效果优于经皮椎体后凸成形术组，但中长期（手术 3 个月后）两组疼痛程度缓解效果比较差异无统计学意义，认为经皮椎体后凸成形术应用于骨质疏松性椎体压缩性骨折治疗过程中能够更好地重建椎体高度、矫正后凸畸形，因此，术后影像学检查结果优于经皮椎体成形术。经皮椎体成形术、经皮椎体后凸成形术治疗骨质疏松性椎体压缩性骨折术后重建椎体高度、矫正后凸畸形效果相当，两种手术方法治疗骨质疏松性椎体压缩性骨折的具体疗效可能受到患者椎旁肌、椎间盘、韧带等组织限制。此外，应注意现阶段几乎所有离体研究均已证实经皮椎体后凸成形术治疗骨质疏松性椎体压缩性骨折效果优于经皮椎体成形术，因此，经皮椎体后凸成形术仍是目前用于治疗骨质疏松性椎体压缩性骨折的有效方式。

（三）并发症

经皮椎体成形术患者术后并发症主要包括感染、骨水泥渗漏、肺栓塞、邻近椎体骨折等，其中以骨水泥渗漏较为常见，并发症总发生率为 2.2% ~ 3.9%。经皮椎体后凸成形术利用球囊对椎体扩张后有利于在较小压力下成功对局部注入黏度更大的骨水泥，从而降低骨水泥渗漏发生率。有研究认为，接受经皮椎体后凸成形术治疗的骨质疏松性胸腰椎压缩性骨折患者骨水泥总体渗漏率仅为25%，而行经皮椎体成形术治疗的骨质疏松性椎体压缩性骨折患者骨水泥总体渗漏率则高达 70%[1]。但经皮椎体后凸成形术的术中需插入相较于经皮椎体成形术更粗的套管针，因此，骨质疏松性胸腰椎压缩性骨折患者手术所致椎弓根损伤率也随之上升。

新发椎体骨折是严重影响骨质疏松性椎体压缩性骨折患者手术预后的主要原因，发病因素包括：①骨水泥及其他介质改变手术椎体生物力学、邻近椎体负荷增加。②骨质疏松程度呈进行性加重情况从而使骨质破坏并增加新发椎体骨折率，值得注意的是，骨水泥渗漏是骨质疏松性椎体压缩性骨折患者术后新发椎体骨折的主要危险因素，利用经皮椎体后凸成形术治疗的患者术后骨水泥渗漏率降低，则其新发椎体骨折风险也随之下降。

---

① 籍剑飞，裴斐，金辉，等.椎间盘镜辅助下椎体后凸成形术治疗老年骨质疏松性脊柱骨折[J].军医进修学院学报，2011，32（12）：1242-1244.

经皮椎体后凸成形术、经皮椎体成形术用于治疗骨质疏松性椎体压缩性骨折各有利弊，其中经皮椎体后凸成形术近期有效性、安全性均更优，但经皮椎体成形术能够在保障远期有效性的基础上降低患者经济负担。因此，临床医生应准确掌握经皮椎体后凸成形术、经皮椎体成形术适应证及禁忌证，接诊骨质疏松性椎体压缩性骨折患者后应根据其病情、伴发症、家庭经济条件等实际情况合理选择治疗方案，从而有利于保障疗效及预后。

第三章　骨质疏松症的治疗策略及药物使用

第一节　骨质疏松症的疼痛处理

据报道，多达62%的女性骨质疏松症患者有疼痛症状。骨质疏松症的疼痛有多种原因，包括合并椎间盘退变、骨关节炎及椎骨骨折。

骨质疏松性背痛通常是急性的，起病突然，由下胸椎或腰椎的骨折引起。检查背部区域时，发生脊椎骨折的地方会出现疼痛，脊柱旁的肌肉非常紧张，触摸时有疼痛感。这样的疼痛可能持续数周到数月。

对于所有患者，存在问题的骨骼均应行X线检查，以诊断或排除脊柱骨折，并记录骨破坏的程度。骨扫描可能显示出骨折区域周围的急性炎症，由于该区域的摄取量增加，可能比X线检查更早发现脊柱骨折。此外，由于机械应力引起的微骨折也会引起疼痛，当骨内压力超过一定水平时，骨中的液体会进入骨膜下腔，并对神经施压，从而引起令患者疼痛的骨膜反应。骨折愈合期间的疼痛可能与细胞因子、前列腺素、组胺和缓激肽向周围区域的局部释放有关。

一、急性期

在采取缓解疼痛的措施之前，应先评估患者的疼痛是否由药物引起。双磷酸盐类药物是大多数骨质疏松症患者的首选药物，尽管多达26%的患者服用这些药物会经历某种形式的骨痛或背痛，但通常无须继续治疗。为了快速缓解急性疼痛，通常先使用外周活性镇痛药物，因为它们比中枢性镇痛药更快、更有效。这些药物有乙酰水杨酸、对乙酰氨基酚、安乃近，特别是非甾体抗炎药（NSAIDs），可通过局部抑制前列腺素发挥作用。但它们对胃黏膜、肾脏、肝脏和骨髓可能有损害，如胃肠道溃疡、肾功能不全、肝毒性及再生障碍性贫血等。尤其是在老年患者中，过度使用这些药物，心血管状态可能进一步恶化。但是，抗风湿药系列中的最新产品（如 COX-2 抑制剂）没有这些副作用。

当疼痛非常强烈，如发生骨折时，以上列出的任何药物均可与阿片类药物联合使用。如果患者需要大剂量使用上述药物，或需要联合使用阿片类药物以控制疼痛时，则应考虑改用阿片类药物。在镇痛的同时，不会增加患者胃肠道出血及其他副作用的风险。

但是使用阿片类镇痛药的患者处于急性发作期时，建议在急性疼痛缓解之前卧床休息，之后可以交替进行短时间的负重与运动。在某些情况下，背部矫正器有助于减轻疼痛并预防胸椎后凸畸形。

在脊柱骨折后的前 3 个月，可以佩戴矫正器来伸展脊柱，并刺激背部伸肌。骨折引起的急性疼痛通常在 10 周内消失。癌症引起的骨痛患者需要采取不同的方法缓解疼痛，因为必须考虑多种因素，如患者的年龄和性别，癌症的类型和阶段，疼痛的部位、程度和类型，治疗的程度和持续时间。可以预测，进一步了解癌症引起骨痛的神经生物学机制，有助于更快地改善其疼痛管理。

二、慢性期：短期

随着骨折的愈合，疼痛逐渐减轻，但也可能合并慢性疼痛，这是骨折后骨骼畸形发育、肌肉不平衡及不平衡的肌力造成的对脊柱关节的损害。患者经常主诉夜间疼痛，使用非甾体抗炎药有效。这种慢性疼痛可能造成睡眠不足、烦躁不安、恐惧和沮丧，而这些情况反过来又加重了疼痛。而且不同的患者对疼痛的敏感程度差异很大，每个患者必须单独评估和治疗。许多骨质疏松症引起的腰腿痛的患者使用其他药物及针灸治疗得到了缓解。

治疗所有患者的首要目标是解除疼痛，可通过物理疗法、镇痛药、降钙素、双磷酸盐来治疗。减轻脊柱骨折疼痛的其他方法还有将骨水泥经皮注射到椎体内（椎体成形和后凸成形术）。对于椎体骨折的患者，在使用传统药物及非药物疗法后仍无法充分控制疼痛时，可使用手术方法治疗。

三、慢性期：长期

一旦疼痛减轻，就应开始鼓励患者锻炼肌肉，最好通过理疗、特殊运动和辅助措施来进行。每个患者都应有一位医师与理疗师为其协商制定个性化治疗方案。游泳是减轻脊柱负重且同时增强肌肉的理想锻炼方式，尤其是在温水或冷水中。随着疼痛的减轻和患者状况的改善，可引入更多针对性的运动治疗措施。积极锻炼以增强骨骼和肌肉的强度，也有助于减轻慢性疼痛。需要定期进行适合患者年龄和一般情况的锻炼。

治疗方案应在专家的指导下设计及进行，之后患者可在家中长期实行，主要目的是稳定与加强背部肌肉，尤其是下胸椎和腰椎的肌肉。一定要避免可能增加椎体骨折风险的运动，特别是那些弯腰、增加胸椎后凸和前屈的运动。定期监督药物和运动方案至关重要，治疗方案一定是针对患者个性化设计的。

四、骨骼上的应力和电磁场

已经发现高频振动可以减少骨质疏松症患儿和绝经后女性的骨量流失。研究证明，低强度的垂直振动有助于减少和预防骨质疏松症患者的骨量流失。

负重会在骨骼中诱发"应力线"，从而产生电势，这对骨折愈合和新骨形成非常重要。这种现象被称为"压电性"，它构成了电荷促进骨吸收和形成的理论基础。骨骼中的这些电磁场为邻近的骨细胞提供信号，以根据当前的需要"重塑"骨骼。X线中的"投射线"准确地代表了这些应力线。

致密骨位于压力点汇聚的地方，骨小梁位于压力点发散的地方。这些特点具有实际意义，可利用其来促进骨折愈合，同时通过"电磁场疗法"重塑新形成的骨骼。电磁模拟研究的结果表明，其对以下方面有一定的影响：①调节人间充质干细胞的成骨作用；②失用性骨质疏松症时可调节细胞因子；③促进骨骼形成和修复；④调节胶原蛋白和蛋白聚糖的合成。

骨科已将脉冲电磁场用于治疗骨折的延迟愈合。

医师需要明确使用脉冲电磁场刺激的适应证，有以下几种情况：①骨折延迟愈合；②假性关节炎；③假体的松动；④脊柱融合治疗后。

五、水疗

水疗具有减轻体重的作用，可以在水中锻炼肌肉并控制疼痛。当患者因椎骨骨折或姿势不正确而引起疼痛时，可以考虑采用这种理疗方法。水疗对于残疾人及害怕跌倒的患者特别有用。

第二节　骨质疏松症的治疗策略

一、骨质疏松症的循证治疗策略

治疗的主要目的是预防骨折。理想治疗的特点如下：

（1）该药物耐受性好且安全，副作用最小。

（2）具有口服和静脉内生物利用度。

（3）已被证明可以增加骨骼密度、改善骨骼质量并减少包括髋等的所有部位的骨折。

应当指出的是，涉及不同治疗方案疗效的随机试验结果在质量和可信度上都存在相当大的差异。当评估并比较临床试验的结果时，需要考虑以下标准：

（1）研究时间。

（2）患者人数和年龄。

（3）排除标准的定义。

（4）研究目的。

（5）骨折发生率。

（6）研究前的骨折。

（7）骨折的定义。

（8）控制组的定义。

（9）维生素 D 和钙的状况。

（10）参加者的风险简介。

（11）骨密度测量方法与准确性。

（12）用于分析的统计数据的差异。

有可能以客观的方式（循证医学）评估研究结果和经验报告，特别是在以下方面。

（1）随机对照研究的 Meta 分析。

（2）个体随机对照研究。

（3）基于观察的研究。

（4）基础研究成果。

（5）临床经验报告。

（6）基于推荐准则的结果。

随着全球越来越广泛地接受基于证据的研究方法，证据水平的分类和推荐等级越来越好、越来越广为人知，并且成为骨质疏松症有效、合理治疗的基础。当采用这种严格的循证医学方法时，对于以下抗吸收和骨合成代谢药物，已显示出降低骨折后风险的最确凿的证据（"A级"推荐）。

（1）含氮的双磷酸盐类（阿仑磷酸钠、利塞磷酸盐、伊班磷酸盐和唑来磷酸盐）。

（2）地诺单抗。

（3）甲状旁腺素、特立帕肽和阿巴拉肽。

（4）雷洛昔芬（SERM）。

以上是治疗骨质疏松症最重要的推荐药物。相比之下，降钙素、依替磷酸盐、氟化物和骨化三醇尚无可靠或明确的数据，因此无法得出骨折风险的结论。现已明确显示甲状旁腺素和特立帕肽、含氮双磷酸盐类药物（如阿仑磷酸钠、利塞磷酸盐、伊班磷酸盐和唑来磷酸盐）和地诺单抗可最大限度地降低骨折风险：治疗1年后椎体和椎体外骨折平均减少50%。

安慰剂对照试验可能已经不再适用，因为目前已经有了有效的治疗方法，将骨质疏松患者置于安慰剂组已经不符合伦理。

二、骨质疏松症的综合治疗

骨质疏松症的有效治疗包括以下几个方面。

（1）疼痛治疗。

（2）开展体育锻炼。

（3）预防跌倒。

（4）适应骨骼健康的生活方式。

（5）骨营养。

（6）当缺乏时给予补充维生素D和钙。

（7）激素替代疗法只能短期使用。

（8）抗骨吸收疗法（双磷酸盐、腺苷酸、雷洛昔芬）。

（9）骨合成代谢疗法（PTH、特立帕肽、阿巴拉肽）。

根据上述循证医学的结果，经过对患者的检查，询问病史、家族史和个人风险评估后，我们采用以下治疗策略。

（1）所有的患者都服用维生素 D。当钙缺乏时，补充钙才是有用的。最近的 Meta 分析表明，单独补充维生素 D 或联合维生素 D 加钙与减少社区居住的成年人的骨折发生率没有关系。维生素 D 与钙和肾结石发病率升高有关。

（2）激素替代疗法或其等效物对女性患者的使用应斟酌考虑，已不再提倡用其来单独治疗骨质疏松症。目前的建议是在最短的时间内使用最低剂量的激素。

（3）早期可使用双磷酸盐或地诺单抗。对于肾功能减退的患者，可使用地诺单抗。

（4）在给予雷洛昔芬或甲状旁腺激素（特立帕肽）后给予双磷酸盐。阿巴洛帕肽是最新的骨质疏松症药物。雷尼酸锶的生产现已永久停止。

（5）不要完全依靠药物作为骨质疏松症的唯一治疗方法。保持运动、维持良好的营养、停止吸烟并限制饮酒也是很好的治疗方法。

三、治疗指征：结合骨密度与临床因素

WHO 将骨质疏松症定义为 T 值低于 –2.5，而骨量减少症的 T 值为 –1.0 ～ –2.5。这样可操作性较高，可让研究人员对人群中低骨密度的程度进行分类。但是，从临床角度来看，该定义对判断骨折风险及确定是否给予治疗帮助不大。包含约 150000 名绝经后女性的 NORA 队列研究表明，发生骨折的女性中有 82% 的 T 值大于 –2.5。此外，骨质疏松性骨折研究显示，绝经后女性髋部骨折中有 54% 的髋部（DXA）T 值尚未达到骨质疏松标准。仅依靠 T 值来判断骨折发生的风险是不充分且不可靠的。

将骨密度值与临床危险因素结合起来，可帮助临床医师确定何时开始针对性治疗，美国国家骨质疏松基金会已经制定了指南，并且这些指南已被许多医疗机构采用。

（1）T 值小于 –2.0。

（2）T 值小于 –1.5，且至少具有一个主要危险因素（如个人和家族的骨折史、吸烟、有跌倒后受伤的倾向、体重小于 58 kg）。

在德语系国家，骨密度值（仅接受 DXA 方法）、年龄、性别以及一些危险

因素和脊椎骨折的存在等因素都可用来帮助确定特定药物治疗的适应证。根据随机临床试验中骨折预防的现有证据，至少有以下三类绝经后女性应优先接受药物治疗（骨质疏松症）。

（1）椎体骨折患者。

（2）根据 WHO 骨密度定义为骨质疏松症的患者（髋部或脊柱的 T 值小于 –2.5）。

（3）T 值为 –2.0 ～ –2.5 且有其他骨折危险因素的患者。

需要结合临床经验管理每位患者，并且对大规模试验的数据进行仔细研究。骨折风险评估工具（如 FRAX）的开发对那些骨折风险高，甚至完全达到需要使用药物的患者起鉴别作用，特别是那些目前尚未骨折的患者。双磷酸盐可以预防骨质疏松症患者骨折，但对骨量减少的女性来说是否有用目前还不得而知。绝经后女性的大多数骨折，发生在骨量减少的女性身上，因此需要对骨量减少的女性给予有效的药物。最近 Reid 等研究人员发表了一项为期 6 年的双盲试验，包括2000 名年龄在 65 岁及 65 岁以上的骨质疏松症女性患者。她们被随机分为 4 组，每隔 18 个月分别注射 5 mg 唑来磷酸盐或生理盐水。接受唑来磷酸钠治疗的骨质疏松女性患者发生非椎体或椎体脆性骨折的风险明显低于接受安慰剂治疗的女性。两组均未发生非典型股骨骨折或颌骨坏死。

骨疾病治疗的新时代约始于 45 年前，双磷酸盐治疗进入临床实践。双磷酸盐沉积在骨骼表面抑制破骨细胞，从而抑制骨骼的吸收。这些药物一直用于有Paget 骨病、高钙血症、多发性骨髓瘤和骨转移癌的患者。双磷酸盐不仅会抑制骨吸收，还会抑制骨和骨髓转移瘤的生长。

双磷酸盐可以抑制骨质疏松患者的骨吸收，尤其是最新的含氮双磷酸盐对骨形成没有不良影响，因此可以达到长期（数年）骨平衡。双磷酸盐已成功用于各种形式的骨质疏松症的预防和治疗。骨皮质和骨松质的骨密度增加相同。此外，长期在骨骼中加入双磷酸盐对骨骼质量和强度没有显著的有害影响。

如今，含氮双磷酸盐是最有效的药物，可用于治疗各种形式的骨质疏松症，包括男性和女性、年轻人和老年人、先天性和后天性、原发性和继发性、高骨转换率和低骨转换率，以及绝经前、绝经中、绝经后和更年期。双磷酸盐也可以被用于儿童，甚至是很小的儿童，但这只能在经过严格的适应证的把握，并在授权的儿科中心进行。

第三节　骨质疏松症的药物

一、地诺单抗

地诺单抗是一种完全人源化单克隆抗体，是美国 FDA 批准的第一种 RANKL 抑制剂，目前可用于治疗骨质疏松、医源性骨量丢失、骨转移瘤、多发性骨髓瘤和骨巨细胞瘤。破骨细胞前体细胞表达的核因子 kB 受体活化因子（RANK）属于肿瘤坏死因子受体（TNFR）超家族，可以与成骨细胞分泌的 RANKL 结合并被其激活。RANKL 激活 RANK 可促进破骨细胞分化为活性的破骨细胞。地诺单抗通过结合并抑制 RANKL 的活性，从而抑制破骨细胞的成熟。此过程模拟了骨保护素（OPG）的天然作用，抑制骨吸收。

地诺单抗在降低癌症患者的骨折风险方面比安慰剂、唑来磷酸和帕米磷酸更有效。然而，在那些患有骨质疏松症的人中，它虽然降低了骨折风险，但同时也增加了感染的风险。地诺单抗是一种比双磷酸盐更有效的骨吸收抑制剂，但目前尚不清楚其持续且显著的骨转换抑制作用是否会对骨骼产生不利后果（"骨转换的过度抑制"）。含氮双磷酸盐停药后，骨重建仍持续受到抑制。

与此形成鲜明对比，地诺单抗停药后，骨转换的抑制作用被快速且完全逆转。双磷酸盐与骨表面紧密结合，并聚集于应激反应或骨髓水肿的部位，而地诺单抗无此作用。除此之外，地诺单抗与骨表面没有持续结合，也没有结合到骨基质中。地诺单抗对骨吸收的抑制作用更短暂，当停药时可能有反跳效应。

地诺单抗停药后骨丢失，地诺单抗可以减少骨吸收，降低椎体骨折和非椎体骨折的风险。与双磷酸盐相比，地诺单抗不结合到骨基质中，停药后骨转换没有受到持续抑制。最近的报道表明，停用地诺单抗可能导致多个椎体骨折的风险增加。

低钙血症者禁用地诺单抗。应用地诺单抗治疗之前，必须达到足够的钙和维生素 D 水平。地诺单抗与含氮双磷酸盐相同，都可能增加拔牙或口腔手术后下颌骨坏死的风险。同时应用免疫抑制剂、皮质类固醇、化疗药物或免疫调节剂可能增加感染风险。

二、选择性雌激素受体调节剂

近年来，越来越多的类雌激素物被开发出来并投入临床。这些药物与全身各处的雌激素受体相结合。例如，他莫昔芬常被应用于乳腺癌女性最初的化疗、放疗和手术之后。它在乳腺组织发挥拮抗雌激素的作用，但在身体的其他器官和组织，如骨骼、肝脏和脂肪中发挥类雌激素的作用。如果体内残留的乳腺癌细胞仍然存有雌激素受体，他莫昔芬会持续抑制其生长。但由于不良反应，他莫昔芬已经被芳香酶抑制剂替代，如阿那曲唑。

选择性雌激素受体调节剂（SERM）对骨的积极作用在雷洛昔芬中得到了进一步发展。雷洛昔芬是一种第二代选择性雌激素受体调节剂，对乳房、子宫无影响，起初用于乳腺癌的治疗。服药期间未观察到子宫出血、乳房压痛及水钠潴留，但有30%的患者会出现"潮热"和下肢痉挛症状。这是由于雷洛昔芬能阻断体内残留的所有雌激素受体，因而也影响了体内不断产生的少量雌激素。下肢痉挛多发生于夜间，可以通过补充镁剂治疗，推荐剂量每天 300 mg。一项国际临床试验 MORE（Multiple Outco mes Studies of RaloXifene Evaluation）研究表明，服用雷洛昔芬组椎体骨折的风险较对照组降低 50%。每日服用雷洛昔芬 60 mg，三年后髋部和脊柱骨密度增加 23%，新发骨折的风险降低 30% ~ 50%；雷洛昔芬治疗后一年，新发椎体骨折减少 68%。服用雷洛昔芬的女性患乳腺癌的风险也显著降低（60% ~ 70%），这主要归功于雷洛昔芬使雌激素阳性乳腺癌减少了 90%。相关临床研究 RUTH（RaloXifene Use for the Heart）仍在进行中。

总之，选择性雌激素受体调节剂成为一种新的治疗方法，已被批准用于预防和治疗绝经后骨质疏松症，同时能减少心脏和循环系统疾病的风险，且无激素替代治疗相关的副作用和风险。雷洛昔芬推荐用于老年女性，但必须考虑其可能的副作用，并告知患者，推荐剂量为每日口服 60 mg，服用时间无限制，推荐同时补充维生素 D 和钙。雷洛昔芬是绝经后女性的首选治疗方法，特别是具有以下一个或多个因素的女性：①有较高的乳腺癌或心血管疾病风险；②有较高的椎体骨折风险；③绝经后期（55 ~ 65 岁）有轻度骨量减少；④绝经后期（55 ~ 65 岁）经双能 X 线诊断为骨质疏松症。

三、甲状旁腺激素家族多肽

目前批准用于治疗骨质疏松症的药物大多是抑制骨吸收的。它们能够降低破骨细胞的活性、提高骨密度、降低骨折风险。

尽管骨折风险显著降低，但很少超过基线水平的50%，且没有新骨形成。另一种不同的治疗方法是骨合成代谢疗法，刺激新骨的形成，其中氟化物、雷尼酸锶、生长激素（GH）、胰岛素样生长因子、他汀类药物和甲状旁腺激素（PTH）是短期给药的主要候选药物。值得注意的是，持续升高的血钙和PTH水平，如原发性甲状旁腺功能亢进（PHPT），可影响胰岛素敏感性，并导致胰岛素分泌增加，而骨质疏松症治疗剂量的重组甲状旁腺激素（rhPTH）并不影响血糖稳态。

PTH是调节钙稳态的主要多肽，含有84个氨基酸。PTH刺激骨骼中钙和磷酸盐的释放，可以促进肾脏中活性维生素D的合成以及钙在胃肠道的转运。PTH对维持骨骼健康很重要，因此其补偿增加机制一般无害。此外，即使在PTH水平长期升高的疾病中，PTH的合成潜力也是显而易见的。当间断注射时，PTH刺激成骨细胞增殖和分化，骨表面可见新骨形成，从而改变骨骼大小，而破骨细胞数量和骨吸收水平保持不变。PTH可以提高骨密度、强度和连接性，从而改善骨的显微结构，事实上PTH是首个促新骨形成，同时保留骨微结构的骨质疏松治疗药物。然而，PTH合成效应的潜在分子生理学机制仍然不清楚。同样，PTH间歇性低剂量给药与连续给药对骨细胞作用相反的机制也不甚明了。最近，有证据表明PTH能减少成骨细胞的凋亡、延长成骨细胞的存活时间、增强其胶原合成功能。

骨活检研究也证实了这些发现。在PTH治疗前后18～36个月，对男性和女性进行骨活检，结果表明，PTH刺激骨重塑，新形成的骨基质比例增加，而骨密度较低。这表明应用PTH的同时，必须补充钙和维生素D。

特立帕肽（重组人PTH1.34）是首个成骨制剂，在欧洲和美国已被批准用于治疗女子绝经后骨质疏松症，最近也用于治疗男性骨质疏松症，治疗周期为18个月（欧洲）和24个月（美国）。PTH刺激骨形成，从而显著增加骨密度。已有研究表明，年龄不会影响特立帕肽的疗效和安全性。特立帕肽的使用剂量为每日皮下注射209g，不良事件包括直立性低血压、下肢痉挛、头晕和注射局部反应。代谢变化可能包括高钙血症和低钙血症、高尿酸血症或甲状旁腺功能减退。限制特立帕肽应用的主要因素是费用成本，治疗费用约是双磷酸盐的10倍。当完成特立帕肽为期18个月的治疗疗程后，序贯使用抗骨吸收剂（如阿仑磷酸钠）之后，骨折保护作用仍然存在。

实际上，在 PTH 治疗后使用一种吸收抑制剂（双磷酸盐或雷洛昔芬）会增强其骨保护效应。此外，既往长期服用抗骨吸收药物的骨质疏松患者在使用 PTH 治疗后，骨密度和骨形成标志物也会增加。

四、雷尼酸锶

锶是一种二价阳离子，其化学性质与钙密切相关。雷尼酸锶含有两个稳定的锶原子和一个有机部分（雷尼酸）。锶促进成骨前体细胞增殖，成骨细胞分化，Ⅰ型胶原蛋白合成和骨基质矿化。低剂量锶能增加骨松质的密度、减少骨吸收、刺激骨形成，从而增加骨量，改善骨的力学性能。

换言之，锶可同时作用于成骨细胞和破骨细胞，利于骨形成。锶在人体的耐受性良好，最常见的不良反应是恶心和腹泻，通常在治疗的初期，静脉血栓栓塞（VTE）的发生率有所提高。锶的临床应用还与心肌梗死和严重皮肤反应（DRESS 综合征）的风险增加有关。

五、降钙素和氟化物

一方面，降钙素是由甲状腺滤泡旁细胞（C 细胞）分泌的一种多肽激素，它通过与细胞表面的特定受体结合来抑制破骨细胞。降钙素可通过皮下注射或鼻腔喷剂给药。鼻腔喷剂给药会产生副作用，如感觉热、恶心和黏膜刺激，因此其应用有限。降钙素因频繁注射的缺点和高昂的鼻腔应用成本，无法成为骨质疏松症的一线治疗药物。目前，降钙素最有效的指征是椎体骨折引起的急性、顽固性疼痛。即便如此，由于静脉注射双磷酸盐的效果更佳，降钙素的使用依然有限。另一方面，降钙素是生理性多肽，可以通过代谢而不存留在体内，毒性反应未见报道。降钙素适用于儿童、孕妇和哺乳期妇女。降钙素作用于活性破骨细胞，可减少骨吸收，不影响成骨细胞，因而可能对骨平衡具有积极作用。目前，一种降钙素口服制剂正在努力生产中，以提高患者的接受程度和依从性，这将增加临床试验的有效性。降钙素可能还不是"淘汰的药物"。

由于经济方面的原因，一些国家仍然使用氟化物治疗骨质疏松症，但其在预防骨折方面的作用尚未在临床试验中得到证实。推荐剂量为每日 20 ～ 200 mg 氟化钠（氟元素占1/2）。人们普遍认为氟化物能刺激成骨细胞骨形成，从而增加骨量。但新形成的骨力学性能较差，甚至容易发生骨折。氟化物与羟基磷灰石晶体结合，而非羟基，从而改变晶体大小和构象，形成低质量的编织骨。高剂量的氟化物会导致骨密度增加，但椎体骨折不会明显减少。与此同时，高剂量也会产生如下严重的不良反应。

（1）胃肠道副作用。上腹部不适、呕吐及腹泻。

（2）下肢疼痛综合征（LEPS）。髋、膝、踝部疼痛的原因可能是受影响部位的微骨痂形成延迟。

（3）医源性氟中毒。严重病例 X 线可见骨的过度生长和增厚，多见于治疗不当。有时患者也会因为持续疼痛而擅自增加药物剂量。目前尚不清楚是否存在发展氟中毒的个人倾向。

第四章 钙、维生素 D 和激素替代疗法治疗骨质疏松症

第一节 维生素 D 和其他有用的维生素

一、21 世纪维生素 D 的概念

1900 年，维生素 D 的结构被确定，在随后的几十年，一直到 20 世纪末，大量研究阐明了维生素 D 代谢和对钙、磷稳态的影响及其与骨骼矿物质代谢的相关性。一些学者的确认为骨骼是维生素 D 代谢的"内分泌器官"，这是基于维生素 D 对骨骼细胞的直接作用和骨骼细胞本身可以通过 25- 羟基维生素 $D_1 - \alpha - $ 羟化酶（CYP2781）将 25- 维生素 D 转化为 1，25- 维生素 D 的事实，从而参与维生素 D 代谢的自分泌和旁分泌循环。

21 世纪初，一些令人鼓舞的研究确立了维生素 D 在多个（不是全部）器官系统及其生理（和病理）分子过程中的作用。这些作用是通过存在于许多器官和组织中的细胞维生素 D 受体来实现的。通过与受体结合，维生素 D 可以触发和（或）参与许多过程，如增殖和分化、免疫系统炎症反应、内分泌系统（包括血管紧张素系统）的各种功能，以及葡萄糖、胰岛素、脂质的代谢，并发挥着更为突出的作用。就生殖系统而言，维生素 D 是类固醇激素，会对妊娠和胎儿及泌乳过程产生影响。糖尿病 Mondiale 项目组在全球 51 个地区研究了紫外线 B 辐射（UVB）、维生素 D 状况和 14 岁以下儿童 I 型糖尿病发病率之间的相关性。结果表明，UVB 较高的地区其发病率接近零，这也证实了维生素 D 在降低儿童 I

型糖尿病风险中的作用。

维生素 D 在肿瘤学中的深远影响最近才被人们熟知，20 世纪 80 ~ 90 年代仅有少量研究，21 世纪前 10 年，相关文献报道剧增。在细胞水平上，这些研究描述了维生素 D 的特定作用，包括促凋亡、抗转移、抗血管生成、抗炎、促进分化和免疫调节作用。维生素 D 的抗癌特性归因于骨化三醇（维生素 D 的"激素"形式）。每日膳食摄入充足的维生素 D 对个人和人群的各类肿瘤发病率起着十分重要的作用。维生素 D 缺乏症已被公认为世界范围内的流行病。维生素 D 预防作用已被许多恶性肿瘤的循证研究证明，其中包括结肠癌、胰腺癌、肾癌和乳腺癌。不过，截至目前，研究发现维生素 D 对前列腺癌并没有起到预防作用。显然，血液中较高的 25-（OH）-D 浓度与更具侵袭性的前列腺癌患病风险有关。最近对 26769 名男性的 45 项观察性研究的汇总结果表明，未发现乳制品、维生素 D 和钙的摄入量与前列腺癌风险之间的相关性。然而，情况更为复杂的是骨化三醇及其类似物在正常的前列腺细胞中发挥了多种抗炎作用，人们认为这些反应也可能对前列腺癌细胞具有假定的预防或治疗作用。目前有研究正在讨论骨化三醇及其类似物对动物前列腺癌细胞的作用。此外，还涉及遗传因素的影响，因为维生素 D 受体（VDR）基因的多态性已经显示其会影响如肾细胞癌的风险，而维生素 D 受体基因的其他多态性也可能降低结直肠癌复发的风险。

最近遗传学揭示了一种与衰老及矿物质、维生素 D 代谢有关的基因，即 a-Klotho，其是一种抑制衰老的基因，它参与调节 1, 25-（OH）2D3 的合成，从而通过维持血液和体液中钙的细胞外水平参与钙稳态。研究表明，缺乏 Klotho 的小鼠会表现出与人类衰老相似的多种病理变化。上述发现对人类退变性骨质疏松症在内的肌肉骨骼代谢具有重要意义。

动物研究已经证明 Klotho 参与了牙质的生成及其矿化，这可能与颌骨和牙齿的病理状况密切相关。另外，一项针对老年人的研究发现类风湿关节炎与 CD4+T 淋巴细胞的下调有关。对 Klotho 功能的进一步研究也将揭示其可能的治疗作用。

二、维生素 D 的功能、来源和缺乏

根据国际文献，维生素 D 现在被认为是内分泌系统的重要组成部分。维生素 D 本身是激素，它在各种组织（如皮肤——被认为是人体中最大的内分泌器官）中被转化为活性激素形式 1, 25-（OH）2D。

维生素 D：别只依靠阳光，要服用补充剂。

维生素 D 是钙稳态最重要的调节剂，对骨骼的影响作用如下所示。

（1）促进钙从肠道吸收进入血液。

（2）减少肾脏中钙的排泄。

（3）促进骨细胞的聚集、成熟、代谢，保护成骨细胞免于凋亡。

（4）促进钙与骨的结合（矿化）。

（5）保护骨小梁的微观结构。

（6）通过支持和维持 II 型纤维增加肌肉质量和力量。

（7）改善协调与平衡。

（8）降低跌倒的风险，多项荟萃分析显示补充维生素 D 可将跌倒的风险降低 22%。

（9）降低高血压和心力衰竭的风险。

（10）降低 I 型糖尿病的风险。

（11）通过维生素 D 受体介导的抗增殖作用，降低乳腺癌、肺癌、结肠癌、乳腺癌和其他癌症的风险；最近的一项综合研究发现骨化三醇对肺癌具有化学预防的作用。

（12）抗炎作用（免疫和自身免疫调节中的免疫调节作用，如胃肠道炎症反应）。

（13）抗血栓作用。

（14）参与治疗牛皮癣、肺结核和阿尔茨海默病。

（15）抗衰老作用。

由于肌肉力量下降和摇摆不定，缺乏维生素 D 的患者发生骨折的风险更高。暴露在阳光下是儿童和年轻人获取维生素 D 的主要来源。

维生素 D 以国际单位（Iu）计量。建议的每日维生素 D 摄入量为 200 ~ 400 IU，但这是维持剂量。治疗上需要更高的用量，如 400 ~ 1000 IU 被认为是有效的治疗剂量。这些数值可能有所不同，具体取决于年龄、种族、营养状况和骨骼大小。大多数维生素 D 缺乏症的人愿意服用补充剂，而不是依靠饮食摄入。确定维生素 D 状况的最佳方法是检查其血清中 25-（OH）D 的含量。在大多数实验中，25-（OH）D 的正常范围为 30 ~ 57 ng/ mL。用血清中 25-（OH）D 的含量来定义维生素 D 功能不足和缺乏还存在争议。

专家建议每日总摄入量平均为 1000 ~ 1500 mg，最好通过饮食和每天

1000 ~ 2000 IU 维生素 D 获得。除肾衰竭患者外，几乎没有关于使用活性维生素 D 代谢物的争论。

三、佝偻病和骨软化症

佝偻病是儿童由缺乏维生素 D 而导致类骨质矿化不足引起的。这种疾病在成人中称为骨软化症或骨质疏松症。维生素 D 相对缺乏症通常发生在老年人群和罹患胃肠道疾病的患者中。另外，维生素 D 缺乏比以往更为普遍。许多大型研究表明，维生素 D 含量不足的患病率已高于 25%，并且在冬季的北纬地区，这一比例高达 70%。

如果怀疑维生素 D 缺乏，则必须检查血清中 25-（OH）D 的水平。

以下因素导致老年人钙 / 维生素 D 缺乏：①富含钙质食物的摄入不足；②肠黏膜吸收能力下降；③减少暴露在阳光下；④减少皮肤中维生素 D 的合成；⑤降低维生素 D 转化为活性形式的新陈代谢。

由于这些因素，大多数老年患者都有一定程度的维生素 D 缺乏和继发性甲状旁腺功能亢进导致的骨吸收增加。用维生素 D 补充剂纠正维生素 D 缺乏症会导致血清 PTH 浓度降低，使得骨转换减少和骨矿物质密度增加。维生素 D 和钙补充剂可以降低疗养院中老年人髋部和其他周围骨折的发生率。强烈建议每天服用 1000 mg 钙和 1000 IU 维生素 D，以预防老年性骨质疏松症。如果存在依从性不足或为了避免其他困难，可以每 6 个月肌内注射 50000 IU 维生素 D。应始终将钙和维生素 D 与其他针对骨质疏松症和骨软化症的特殊治疗方法一起考虑。

有多种药物可能影响维生素 D 的代谢：①抗癫痫药；②糖皮质激素；③艾滋病药物（HAART）。维生素 D 在儿童成长过程中尤为重要，孩子成长需要维生素 D。

和维生素 A、维生素 E 和维生素 K 一样，维生素 D 属于脂溶性维生素，因此可以在体内长期储存。然而，许多肥胖者因为维生素被保留在大量的脂肪库中而缺乏维生素 D，无法用于代谢活动。脂肪吸收减少的患者通常也缺乏脂溶性维生素。这类患者最好选择多种多元维生素制剂中的一种进行治疗。从对钙和维生素 D 的简要回顾中可以得出结论，预防和治疗骨质疏松症的策略是全年必须每天在食物或食物补充中摄取 1000 mg 钙和 1000 IU 维生素 D。考虑维生素 D_3 比维生素 D_2 更有效，在营养状况不佳的老年人中，补充蛋白质和多种维生素可能带来一些其他好处。

随着补充剂和强化食品的使用增加，监测这些物质的摄入量将非常重要。补充钙剂的剂量应根据饮食摄入量、年龄、性别、身体状况、生活方式，以及疾病和并发症（如果存在）而调整。

终生适当摄入钙和维生素 D 对于维持肌肉和骨骼健康至关重要。增加维生素 D 摄入量的另一个好处是可以降低自身免疫性疾病、癌症、心血管疾病、传染病和认知障碍的风险。

有慢性肾脏和肝脏疾病的患者体内维生素 D 的代谢受到抑制，因此，他们需要维生素 D 的活化形式来维持甚至增加骨量。活化的维生素 D 代谢物是生理性的，因此是无毒的物质，但是它们具有很高的代谢活性，必须定期检查血液和尿液中的钙水平，以排除低钙血症、高钙血症和（或）有助于结石形成的高钙血症。有慢性肾脏或肝脏疾病的患者每天不应给予超过 500 mg 的钙。推荐剂量如下所示：①口服阿法骨化醇 0.5 ~ 1.0 μg/d；②口服骨化三醇 0.5 μg/d。

许多研究表明，维生素 D 可以减少椎骨骨折，不过有的研究却没发现。一些报道表明，阿法骨化醇和骨化三醇对肌肉强度具有直接作用，并能降低老年患者的跌倒率。使用活性维生素 D 衍生物的主要问题是治疗窗口狭窄，存在高钙血症和高钙尿症、肾损伤和肾炎的风险。但是，权威专家经常在发表的文献中建议综合考虑性别、年龄、种族、民族、地理位置、气候、经济和社会因素、个人病史和家族史、体格检查和相关检查结果。

四、其他影响骨骼健康的维生素

维生素 K 在正常骨骼形成中也很重要，较高的维生素 K 摄入量有助于预防髋部骨折。维生素 K 似乎是骨钙素在骨骼中转化为其活性形式所必需的。维生素 K 有以下三种主要形式：

维生素 K_1（叶绿醌）是植物中的天然形式，尤其是深绿色的叶状植物蔬菜。

维生素 K_2（甲基萘醌）是由肠道细菌产生的。

维生素 K_3（甲萘醌）是人工合成的。

维生素 K 的推荐剂量为每天 100 ~ 300 IU。维生素 K 对于治疗肝硬化患者骨量减少尤为重要。

过量的维生素 A 可能对骨骼有害，在一些研究中，每天摄入超过 1500 μg RE/d 会使髋部骨折风险增加 2 倍。

最近的研究还表明，低维生素 B_{12} 状态和高半胱氨酸水平会干扰成骨细胞的活性和数量，并可能增加骨折的风险。荟萃分析发现，提高老年人的维生素 B_{12} 水平可降低骨折风险。

维生素 A、维生素 D、维生素 E 和维生素 K 是脂溶性的，因此可以被人体储存。这意味着你可以每周服用一次高剂量的补充剂。

第二节　激素替代疗法

一、雌激素和孕激素

（一）雌激素和孕激素概述

雌激素具有保护骨骼和抗骨质吸收的作用。绝经期雌激素水平降低形成了一个约 5 年的快速骨量丢失期。绝经后 5 ~ 8 年，骨量流失率从平均每年 3% 下降到每年约 1%。

绝经后，在没有治疗的情况下，每年可丢失 1% ~ 4% 的骨量。通常，激素替代疗法（HRT）的适应证包括以下几种：①缓解由雌激素缺乏引起的绝经后症状和体征；②降低与雌激素缺乏相关疾病（骨质疏松症、心脑血管疾病）的风险；③ HRT 被认为可以延缓认知能力下降，但是这一点尚未得到证实。

长期使用（5 ~ 10 年）雌激素可使髋部、脊柱和上肢骨折的发生率降低约 50%，其中脊柱的疗效最为显著。相关报道显示，HRT 治疗后 2 年内，腰椎骨密度增加 10%，股骨颈骨密度增加 4%。HRT 的作用在骨小梁丰富的部位更为明显。停止 HRT 后，骨量丢失速度会回到绝经后水平。

雌激素可促进肠道钙的吸收和肾脏对钙的重吸收，促进维生素 D 羟化，减少与年龄相关的 PTH 增加。女性 HRT 可以缓解直管舒缩和泌尿生殖系统症状，预防绝经后早期骨量流失和骨折，预防糖尿病。

孕激素是由卵巢的黄体细胞分泌，以孕酮（黄体酮）为主。在肝脏中灭活成孕二醇后与葡萄糖醛酸结合经尿排出体外。孕激素往往在雌激素作用基础上产生效用。

事实证明，无论是否添加孕激素，雌的作用机制很复杂，包括以下几条：①增加破骨前体细胞凋亡；②抑制破骨细胞活性；③刺激成骨细胞胶原的合成；④促进胃肠道对钙的吸收；⑤刺激降钙素分泌；⑥调节甲状旁腺激素分泌；⑦改善中枢神经功能，从而降低跌倒风险；⑧增加骨的血流灌注。

（二）雌激素和孕激素的服用方法

口服或经皮给药的雌激素制剂主要有以下几种：①甾体类人工合成雌激素类似物；②由马产生的非人类雌激素（马雌激素）；③人体内天然雌激素或人体内转化为天然雌激素的化合物。

对于子宫完整的女性，雌激素与孕激素结合使用可降低子宫内膜增生和癌变的风险。建议绝经后女性立即进行周期性治疗，在不出现规律子宫出血的情况下，绝经后的女性可坚持每天摄入。目前，已有大量的使用甲羟孕酮、醋炔诺酮和左炔诺孕酮的临床经验。如前所述，应告知女性患者有关 HRT 替代品的信息，但如果使用 HRT，剂量应尽可能小，时间应尽可能短。以上都是指口服药物的使用。另外，许多研究（缺乏临床试验）验证了低剂量非口服激素疗法对骨和维持骨密度的作用。

替勃龙是一种甾体类化合物，包含雌激素、孕激素和雄激素的特性。对子宫内膜没有影响，不必与孕激素联合使用。每天 2.5 mg，可减少 30% ~ 50% 的骨转换，用药后的前 2 年内可增加 2% ~ 5% 的骨量。这种作用与传统的 HRT 相似。

（三）适用于治疗的女性

对于伴有以下情况者，应及早治疗：①过早或手术引起的绝经，尤其是 40 岁以下；②年龄小于 60 岁且伴有骨量减少的绝经后女性（T 值 < −1SD）；③每年骨密度丢失超过 1%（双能 X 射线吸收测量法）；④由于生活方式或其他因素而处于高危状态的女性。

目前，对于 69 岁以下的绝经后女性，HRT 被视为预防和治疗骨质疏松症的一线治疗药物之一。

（四）治疗时长

每个患者都必须自己决定接受 HRT 的维持时间。为了有效预防和管理骨质疏松症，旧指南建议维持 5 ~ 15 年，甚至终身。

治疗时间越长，骨骼受到保护的时间就越长。即使在 75 岁时也可以开始进行 HRT，但治疗必须连续且规律，以保持对骨骼的有益影响。一旦 HRT 停止，骨吸收再次开始，骨密度在停止治疗 3 ~ 4 年后恢复到初始值。对停止 HRT 的研究表明，骨量的丢失率与绝经时的丢失率相似。

一般来说，HRT 的依从性很低，女性常拒绝 HRT。HRT 只被推荐短期小剂量使用，并只适用于雌激素缺乏引起的相关症状（如潮热），不适用于预防骨质疏松症，因此依从性问题不再相关。对许多女性来说，改变生活方式、增加体力活动、适当的营养和补充剂即可预防骨质疏松症，从而消除对激素的需求。如果通过常规骨密度检测诊断为骨量减少或骨质疏松症，目前可以使用双磷酸盐或其他抗吸收和促合成代谢药物进行治疗。

研究表明，25%～30% 的雌激素处方从未被执行，约 50% 使用 HRT 的女性在开始治疗 6 个月内停止治疗。

（五）监测 HRT 的方法

每年需要监测雌激素替代疗法（添加 / 不添加孕激素）的有效性和安全性。

（1）有效性。每年检查骨密度（DEXA）、血清碱性磷酸酶和胶原降解产物（Cross Laps）、选择性雌二醇和性激素结合球蛋白（SHBG）。

（2）安全性。每年进行乳腺检查和 X 线检查、阴道超声检查。

一些患者可能由于胃肠道副作用、吸收不良或雌激素与肝肠结合而对口服雌激素无反应。替代的给药途径包括雌激素贴剂或凝胶。

（六）HRT 的风险与不良反应

过去几年，大量关于 HRT 风险（尤其是长期风险）和效果的研究已经被设计、执行及发表。此前，数百万女性在绝经后接受了 HRT。对照试验的结果显示 HRT 没有降低冠状动脉疾病的风险，但降低了结直肠癌和骨质疏松性骨折的风险。然而，最重要的是，心脏病、脑卒中、浸润性乳腺癌和静脉血栓的风险有所增加，这些试验结果严重影响了长期使用 HRT 的适应证，并建议不应再使用 HRT。

HRT 中的激素是可以使用的。对于合适的患者，用药期间应进行严密的监测，并谨记：避免严重的副作用。

尽管进行了约 50 项观察研究，但对于 HRT 导致乳腺癌的风险仍未达成共识，大多数专家认为雌激素可能是乳腺癌的一个诱因，而不是一个病因。接受 HRT 治疗的女性患乳腺癌的风险可能有时间和剂量相关性，HRT 治疗 10～15 年后患乳腺癌的风险增加了 25%～70%。研究表明，严重心血管疾病的女性患者使用雌激素并不能预防心肌梗死。

目前，有绝经后血管舒缩症状的女性必须权衡 HRT 的风险和症状，缓解带来的获益。她们需要的治疗时间比 5 年短得多，因此风险会更小。考虑其他有效药物的可代替性，使用激素疗法预防或治疗骨质疏松症对大多数女性来说是不合适的。显然，HRT 的适应证已经变了，可供选择的治疗方法和替代疗法也发生了改变。HRT 只推荐用于更年期症状，剂量应尽可能小，且时间也应尽可能被限制（少于 4 年）。关于骨质疏松症，对照研究表明，双磷酸盐在不出现 HRT 相关副作用的情况下也可以降低骨折风险，必须明确指出，HRT 不再被推荐作为预防和治疗骨质疏松症的一线用药。

目前的共识是，HRT 的益处包括缓解血管静缩和泌尿生殖系统症状，预防绝经后期骨量丢失、骨质疏松性骨折及糖尿病。HRT 的风险包括静脉血栓形成、胆石症和胆囊炎。雌激素联合孕激素可增加乳腺癌患病风险。

二、天然雌激素

绝经后女性对雌激素的"天然"替代品很感兴趣。植物性雌激素又称植物雌激素，是非甾体分子（异黄酮、木脂素、香豆素、二苯乙烯和重链内酯），天然存在于植物和蔬菜中，如大豆制品、某些豌豆和豆类，以及茶、牛奶和啤酒中。这些植物含有三种主要的植物雌激素：异黄酮、木脂素和香豆素，它们在化学结构上类似于雌激素，在体内转化为非常少量的雌激素。这些分子与雌激素没有共同的化学结构，但它们有两个类似雌激素的结构特征：①带有羟基的芳香族 A 环；② A 环同一平面上有第二个羟基 A 环。

这些相似性使得这类分子能与雌激素受体结合，从而产生生物活性（核 DNA 指导蛋白质合成）。

尽管这些植物雌激素比动物性雌激素的作用效力弱 1000 倍，但它们对更年期的自主神经功能确实有积极的作用，而且对骨骼的形成也有促进作用。一些观察性研究表明，在饮食中富含植物雌激素的东方国家，女性骨质疏松症的发病率较低。

异黄酮主要存在于豆类和大豆制品中。在膳食来源方面，大部分豆制品每克含有约 2 mg 异黄酮，从饮食和补充剂摄入异黄酮的上限约为 50 mg/d。木脂素存在于水果、蔬菜、啤酒、豆芽和饲料作物中。两项小型研究表明，植物雌激素显著降低了骨折的风险。另一个优势是，据推测，植物雌激素没有促进肿瘤形成的活性。依普利酮的推荐剂量为每日 600 mg，分 2 次或 3 次服用。虽然这些结果很有前景，但需要更大型的研究来证明植物雌激素在骨质疏松症治疗中的价值，特别是在西方国家。植物雌激素具有显著的生物学效应，尽管这些效应的作用机制可能与雌激素或选择性雌激素受体调节剂（SERM）大不相同。但是，细胞和动物实验表明，这种效应至少部分是通过经典的雌激素受体机制介导的，也可能是通过成骨细胞实现的。刺激细胞增殖和碱性磷酸酶（一种成骨细胞分化的标志物）表明染料木素可以增强骨形成活性。染料木素还可以抑制白细胞介素–6 的合成和分泌，进一步表明这种物质可能通过介导成骨细胞降低破骨细胞的分化和功能，这已经在雌二醇中得到了证实。

关于使用大豆和其他异黄酮补充剂帮助绝经后低骨密度女性的建议，必须等待进一步随机临床试验，以满足循证医学的客观性需求。此外，植物雌激素药理学剂量的安全性仍未知。

必须注意的是，草药产品不受 FDA 监管，这意味着草药的纯度、安全性和有效性不一定能得到保证，每毫克剂量的活性药物数量可能因制造商而异。在容器中收集、蒸馏和制造时，也可能受到其他化合物的污染。此外，活性成分的代谢及其作用可受饮食、肠道功能、肠道菌群和个体差异等因素的高度影响。标准化的植物提取物作为 HRT 的替代品已经问世，试验结果仍需等待。

三、脱氢表雄酮

脱氢表雄酮（DHEA）是肾上腺雄激素循环的主要激素之一。许多人现在利用 DHEA 来防止或逆转各种与年龄增长有关的病变。血清 DHEA 水平在生命的第二个十年达到峰值，然后每十年稳定下降约 10％。DHEA 在骨代谢中的调节作用已经在一些研究中被验证，研究表明肾上腺雄激素可以防止雌激素缺乏引起的骨丢失。当使用 DHEA 药理学剂量时，其对血脂和身体成分的影响已有报道，但是这些研究都没有探讨对骨骼的影响。在对这种激素的研究结论公布前，DHEA 补充剂的应用应推迟。

四、睾酮

如果年轻男性出现骨密度下降，则应怀疑继发性骨质疏松症。可能是性腺功能减退或克兰费尔特综合征，可早期进行睾酮替代治疗。男性性腺功能减退与低骨化三醇有关，并可减少肠道对钙的吸收。睾酮治疗时，骨密度的增加与血清雌激素水平的相关性大于与睾酮的相关性，这表明睾酮向雌激素的转化非常重要。睾酮是一种前体激素，因为男性的雌二醇大多来自睾酮的芳香化。

睾酮治疗也可以增强肌肉质量和健康状况。睾酮的使用应局限于游离睾酮水平较低的男性，他们没有前列腺肥大或前列腺癌等禁忌证。治疗的安全性应通过血清中葡萄糖和前列腺特异性抗原（PSA）的水平来监测。

五、合成类固醇：强健的肌肉有助于骨骼健康

尽管合成类固醇对成骨细胞有直接作用，但由于这些药物可以对肌肉产生作用，因此治疗骨质疏松症的疗效早已被认识。这些药物用于老年人群时，可治疗肌肉量减少（肌少症）、肌肉无力甚至恶病质。老年人使用合成类固醇治疗时，除了具有抗代谢作用外，还具有显著的促成骨作用。治疗应少于3年，且必须考虑常见的副作用（如女性患者男性化和肝损伤）。此外，男性的性功能可能降低。同时，在治疗开始前必须排除前列腺癌，因为它可能受到合成类固醇的刺激。诺龙是最常用的制剂：每4周肌内注射50 mg。

第五章　骨质疏松性骨折的处理与罕见骨病骨折

第一节　骨质疏松性骨折的处理

骨质疏松症治疗的主要目的是预防脆性骨折。通常，低创伤性骨折是老年患者骨质疏松症的第一个表现，而骨质疏松症在骨折事件之前是一种无症状的疾病。低创伤性骨折的处理包括石膏托或夹板等保守治疗，以及固定或关节置换等手术治疗。对于骨量减少的老年患者，下肢、脊柱和骨盆环骨折手术的稳定性重建应考虑早期承重，上肢骨折应考虑早期的物理治疗。对于某些有明显骨量丢失的骨折，需要特殊的植入物来提供稳定的骨折固定，使骨愈合。早期骨折处理、早期活动和骨折稳定后的积极物理治疗对于保持关节功能、预防关节挛缩、加强肌肉力量以保证行走安全及预防因制动而引起的并发症都很重要。

一、骨折部位及其临床意义

当骨折发生时，骨质疏松症将出现症状。认识到骨量丢失本身并不会引起疼痛或残疾这一点很重要。髋部、脊柱、手腕和肱骨近端的骨折是最常见的，尽管它们也发生在骨骼的其他部位，特别是在骨盆环、足踝、肋骨和假体周围区域。虽然任何骨折都可能对一个人产生毁灭性的影响，但从公共卫生的角度来看，髋部骨折是迄今为止最重要的。

二、髋部骨折

年轻人倾向于向前跌倒时用他们的手腕来保护自己，而年长的人倾向于向一边跌倒并以臀部着地。髋部骨折被归类为"骨质疏松相关"骨折，其费用占了骨质疏松性骨折总费用的大部分，约达到65%。仅在美国，每年就有30多万患者发生股骨近端骨折，25%为平均年龄80岁的男性。每6位白种人女性中就有1位（约15%）会在一生中遭受髋部骨折。所有的骨折都是由跌倒引起的。骨折的类型取决于多种因素，包括跌倒的角度和方式、股骨颈的骨强度、神经肌肉和患者对跌倒的保护反应。

股骨近端最常见的两种骨折类型是股骨转子间骨折（50%）和股骨颈骨折（50%的股骨头下段和经颈段骨折）。

股骨转子间骨折可用股骨近端钉或动力髋螺钉等保护关节的内固定植入物治疗。由于对生物力学的改善和早期负重的考虑，粉碎性股骨转子间和股骨转子下骨折最好采用髓内钉治疗。在骨强度非常低的情况下，位于股骨头的螺旋刀片可以用骨水泥进行增强。

采用螺钉内固定失败率高，如发生螺钉切割等。因此，骨质疏松性头下型股骨颈骨折主要采用半髋关节置换术或全髋关节置换术治疗。骨水泥关节置换术在骨质疏松的情况下提供了较高的初始固定稳定性，并允许立即负重。

髋部骨折有非常严重的后果，大多数患者会留下残疾：①20%～25%将在第一年内死亡；②近25%的人长期需要护理机构提供护理或家庭护理；③约40%的人从未完全恢复他们的灵活性和独立性；④只有一小部分恢复到受伤前的活动水平。

第一次髋部骨折的危险因素包括以下几种：①以前任何部位的骨折；②高龄；③体重低；④骨密度低；⑤跌倒风险增加。

一项前瞻性随机试验的结果显示在第一次髋部骨折发生的3个月内注射一次唑来磷酸可以使骨折后的两年新的骨折发生减少35%、死亡率减少28%。此外，双磷酸盐没有延迟骨折愈合，也没有提高骨折固定后并发症的发生率。有几项研究观察到，在过去的10年中，无论男性或女性，年龄相关的髋部骨折发生率并未升高，但有迹象表明髋部骨折的存活率并没有任何改善，尽管已经改进了骨质疏松症的治疗策略和手术技术。髋部骨折的治疗有确切的需求，因为12%的患者将在未来遭受第二次髋部骨折，特别是在第一次骨折后的前6个月。最近的一项欧洲研究表明，髋部骨折约占所有骨质疏松性骨折的17%，但其造成的直接成本占所有骨折的50%以上。

三、非典型股骨骨折

几项试验表明，双磷酸盐和地诺单抗的骨吸收抑制治疗与非典型股骨骨折的发生有关。大多数患者长期使用骨吸收抑制药物 3 ~ 5 年。我们认为，由于这些药物的靶向重塑抑制而导致的微损伤积累导致微裂隙的产生，进而导致不完全应力性骨折或不典型的股骨干或转子下完全骨折。患者常表现为前屈性大腿疼痛，可发生在双侧。在不完全骨折时，X 线片显示骨膜反应与外侧股骨皮质增厚，也可在外侧皮质出现应力骨折线。大多数完全骨折发生时仅为低强度的创伤，主要表现为转子下或股骨干未粉碎的横行骨折。骨的几何形状也可能影响骨折的位置，因为正面更明显的股骨弓可能导致股骨干骨折。

骨活检的组织学结果显示，在不完全骨折的骨折线周围和外侧骨痂周围有更多的骨重塑和编织骨的存在，以稳定骨折部位。

另一个因素是不完全股骨骨折的股骨外侧张力不利于骨折的愈合。早期诊断的不完全应力性骨折，如果只有皮质增厚，停止 BP 治疗和补充维生素 D 是一个可尝试的非手术治疗方法，但这一过程需要仔细监测。有病例报道显示特立帕肽治疗可能是治疗不完全非典型股外侧皮质应力性骨折的一种选择。

对于完全骨折，通常在髓内扩孔后使用股骨近端髓内钉进行手术治疗。

ASBMR "特别工作小组" 还建议，考虑完全骨折内固定居高不下的并发症发生率，在非手术治疗失败后，对于有应力骨折线的疼痛性不完全性骨折应在增厚的皮质上预防性置入髓内钉。新的研究表明，女性可能有更高的非典型股骨骨折的风险，而在停止双磷酸盐治疗后，骨折的风险迅速下降。在研究的基础上，笔者建议对于发生了骨折的骨质疏松症患者应停止服用骨吸收抑制剂。而对于长期接受骨吸收抑制剂治疗的骨质疏松症患者应该仔细进行监测。因为药物的抗骨折作用必须与它们造成的非典型骨折这一严重不良事件相平衡。在 3 ~ 5 年的治疗后，是否继续或是暂时停用骨吸收抑制药物可由患者的个体风险评估结果决定。研究表明，非典型股骨骨折的总发生率较低，双磷酸盐使用者的非典型股骨骨折发生率为 1/100000 ~ 5/100000。Meta 分析和综述总结表明，前 5 年双磷酸盐的治疗明显具有有利的收益—风险比。未来的研究将验证，是否一年一次地给药与每周给药相比风险更低，以及地诺单抗的有效抗再吸收作用是否同时也伴随着非典型骨折潜在的更高发生率。总的来说，非典型股骨干骨折是罕见的，只要合理选择适应证，这些骨吸收抑制药物预防的骨折比可能引起的骨折要多得多。

四、椎体骨折

（一）椎体骨折的原因

大多数椎体骨折是由日常生活活动下的轴向载荷引起的，如抬举、落地和弯腰动作，或是偶然被诊断。压缩性骨折的最大危险因素是潜在的骨质疏松症伴发于多发性骨髓瘤和转移性癌症，尤其是乳腺癌。在 VCF 疼痛的鉴别诊断中尤其需要注意。正确的诊断需要胸椎和腰椎的侧位 X 线片。椎体骨折在老年妇女中很常见。有 5% ~ 10% 的 55 岁女性可在 X 线片中发现椎体骨折；对于 80 岁女性，这一数字上升到 30% ~ 40%。据估计，全世界 70 岁以上的老年人中约有 20% 发生椎体骨折，每年估计有 140 万新发骨折。椎体的皮质层仅提供约 10% 的抗压负荷。年龄越大，骨小梁越薄，越易出现微裂隙。虽然这些椎体愈合后会形成骨痂，但微裂隙的大量积累会导致骨质显著弱化，进而导致椎体压缩和骨折。椎体骨折在许多不同的情况下都会发生，约 50% 的骨折找不到明确的压力负荷事件。

（二）椎体骨折的症状及后果

椎体骨折最常发生在胸椎中段和胸腰椎交界处。相比之下，上胸椎骨折更可能是由转移性疾病或多发性骨髓瘤引起的。MRI 有助于区分良恶性疾病。MRI 还可以帮助识别新出现的 VCF，这些骨折在脂肪抑制 T2/STIR 序列上出现了小梁骨髓水肿。

椎体骨折引起的症状在不同个体间有很大的差异。当骨折发生时，一些患者可能很少有痛感或没有痛感，而另一些患者则会感到剧烈的疼痛。部分患者在几个月后疼痛感消失，但还有些患者可能留下长期的疼痛或不适感。椎体骨折患者可能在弯腰、起立，甚至是单纯的直立动作等活动中加重疼痛。椎体骨折通常不会引起背部疼痛并向下肢放射。这是椎间盘问题引起的神经根压迫的典型表现。由于体型的变化（腰围的扩大和腹部的隆起），许多患者很难找到合适的衣服。椎体骨折的长期影响仍被低估：许多会导致慢性背痛、行动不便、畸形、肺功能下降、死亡率增加、生活质量下降和机体功能下降。

脊柱骨折通常会引起身高和体型的变化。椎体骨折修复期为 2 ~ 4 个月，在此期间，矫形器具和束带的使用应尽可能短，目的是减轻疼痛，避免后凸和保留肺功能。充分的镇痛治疗是必要的，用以允许活动治疗。增加脊柱肌肉力量的康复方法将减轻椎体的负荷，从而降低机械功能不足带来的骨折风险。对椎体骨折风险的研究发现，腰椎骨密度降低，2SD 椎体骨折的风险将增加 4～6 倍。一个有症状的椎体骨折意味着发生髋部骨折的可能性增加 2 倍，两个或更多的椎体骨折则意味着发生新的椎体骨折的可能性增加 8 倍。

新发 VCFs 的手术适应证是非手术治疗下仍持续疼痛、活动受限。疼痛性VCF 可通过椎体成形术（VP），即通过骨活检针等经椎弓根穿刺注射聚甲基丙烯酸甲酯（PMMA）来治疗，使骨折椎体稳定。后凸成形术（KP）包括在透视指导下将充气球囊或可扩张的金属丝笼插入椎体。椎体内球囊扩张后，将 PMMA 填充入骨小梁缺失区。新鲜的楔形 VCF 可以用这种技术进行校正。这两种技术都有很高的使用率和接受率，但只能用于有完整后壁的稳定 VCF。通过这两种经皮穿刺手术后，95% 的疼痛获得了减轻，功能明显改善。如果在骨折后 2～3 个月进行，后凸成形术可提高骨折椎体的高度，使后凸度降低 50% 以上。但若长于这个时间，那么在高度上的改善将显著降低。手术后获得的骨折稳定性和椎体高度的恢复被认为是疼痛缓解和功能改善的主要原因。两种方法的并发症主要由骨水泥的渗漏和潜在的骨水泥微栓子通过脊髓静脉丛引起。后凸成形术并发症较少，因为骨水泥被限制在球囊内。在一些病例中，由于经水泥增强的椎体刚度增加，特别是在注射多节段水泥后，在行椎体成形术节段上下的椎体可观察到相邻椎体因新的压缩性骨折而塌陷。最近的两个 RCT 研究显示椎体成形术治疗 VCF 的效果与假注射组相似，因此椎体成形术的疗效遭到怀疑。

一项分析椎体成形术治疗 VCF 效果的大型 Meta 分析显示，与非手术治疗相比，椎体成形术在改善健康相关生活质量评分和缓解疼痛方面更有效。另外，与所有对照组相比，椎体成形术并没有导致新的椎体骨折数量增加。对于不稳定的VCF 或累及后壁的爆裂性骨折，可行经后路椎弓根内固定附加骨水泥增强。对于有明显骨量丢失的病例，为了优化应力分布和减少每个内固定椎体上分担的弯曲力，必须使用多节段内固定。这些手术在早期是有效的，但可能发生严重的并发症。

五、桡骨远端骨折

老年患者发生的桡骨远端骨折常伴有骨量减少，常为绝经后女性首先发生的骨折。50 岁以上女性患桡骨远端骨折（腕部骨折）的终生风险约为 15%，而男性的风险仅为 2.5%。它是 75 岁之前最常见的骨折，主要发生在围绝经期的女性。手腕骨折通常发生在户外，尤其是冬季。这些手腕骨折大多发生在伸直手臂跌倒之后。尽管腕部骨折主要是由意外跌倒引起的，但这也表明了骨密度测量的迫切需要，特别是对于 40 ~ 60 岁的女性。

腕部骨折疼痛明显，需要急诊治疗，老年患者可能需要住院治疗。大多数非移位性骨折可采用闭合复位和石膏固定治疗。

对于有移位的骨折或关节内骨折，如果石膏可以维持骨折复位 2 周，那么这些骨折患者中的大多数无须手术治疗。管型石膏的治疗通常需持续 6 周。粉碎性骨折、关节内脱臼骨折或石膏固定后再次移位的骨折最好使用掌侧锁定钢板。在过去的 10 年里，这已成为复杂骨折的标准术式。对功能需求高的老年人，如独居人士或需照顾伴侣的人士，钢板内固定可使他们的腕关节活动范围和手腕功能早期恢复。

多项 RCT 研究显示，与石膏固定相比，锁定钢板能更好地恢复腕部解剖结构。但是若干年后，两组在腕部功能、健康相关生活质量和整体活动状态方面均无差异。两种方式都是安全的，并发症发生率均较低。老年患者在选择治疗方式时不仅要考虑骨折类型，还要考虑患者的功能需求、并发症情况和活动状态。

年龄为 50 ~ 60 岁的患者发生桡骨骨折通常是骨质疏松症的症状，需要立即测量骨密度。慢性局部疼痛综合征（chronic regional pain syndro，CRPS）是非手术治疗或手术治疗后的重要并发症。这些患者经常出现持续性疼痛、压痛、肿胀、僵硬和手部明显的骨质流失，这种情况可能持续数年。如前所述，骨质疏松症患者在其他任何部位发生骨折的风险将更高。研究表明，发生桡骨远端骨折后死亡率并没有升高，但是在接下来的几年里，与健康相关的生活质量显著降低。

六、肱骨近端骨折

第二常见的骨质疏松性骨折是肱骨近端骨折。大多数肱骨近端骨折为手臂内收后肩部着地所致的外伤。大多数是无移位或微移位的外科颈骨折，可以用吊带非手术治疗，允许早期功能康复。移位性骨折或大部分骨折需要手术切开复位、锁定钢板或顺行髓内钉固定。如果有明显的骨量丢失（肱骨头的蛋壳样改变），可以在钢板固定的同时行骨水泥增强。对于移位性四部分骨折和需求低、体弱的老年患者，也可以考虑行半关节置换术 / 全关节置换术。因为对于这些患者，采用任何类型的内固定方式都有很高的并发症发生率。

老年患者应尽早开始被动运动的理疗，防止术后关节囊挛缩及运动障碍。无论男性还是女性，肱骨近端骨折都会增加将来发生椎体和髋部骨折的风险。与手术治疗肱骨近端移位骨折的增加趋势相反，在功能和健康相关生活质量评分方面，手术治疗（内固定和关节置换术）与非手术治疗（吊带）相比没有优势。

七、其他骨折

其他骨折包括骨盆环相关的骨折。单侧骨盆前环（耻骨支）或骨盆后环（骶骨外侧块）骨折可以通过疼痛管理和适当的活动进行治疗。骨盆前后环双骨折表现出较高程度的不稳定性，疼痛程度更大、制动持续时间更长。早期处理时，可以使用前路外固定架。骶骨骨折可表现为外伤性骨折或非创伤性不完全性骨折，有时也可表现为双侧骶骨骨折。疼痛造成的肢体制动和潜在的并发症、死亡率类似于老年人髋部骨折，利用导航经骶髂关节或经骶骨的通道螺钉可以稳定骨盆后环。

对骶骨或骨盆环低创伤性骨折患者进行 DXA 扫描显示，他们股骨颈的骨密度是降低的，意味着未来骨折风险的增加。

近年来，骶骨骨折的骨水泥增强术，即骶骨成形术逐渐流行起来。除了临床上体现出的优势外，研究还报道了骨水泥渗漏致神经根受压等严重并发症。在椎体后凸成形术和椎体成形术中，骨水泥增强用于吸收横形骨折椎体的垂直压缩力。在骶骨中，站立位置产生的轴向载荷会产生沿垂直的骶骨骨折线的剪切力，而这种剪切力无法通过水泥增强来补偿。骶骨成形术潜在的、积极的生物力学作用是值得被怀疑的，此外，骨折间隙的骨水泥阻止了骨折愈合。

膝关节周围骨折（股骨远端髁上／关节内骨折或胫骨平台骨折）具有继发性骨关节炎和关节僵硬的高风险。其他骨折包括肘部低强度外伤后的肱骨远端骨折，以及髋关节、膝关节假体周围骨折和其他骨质疏松性骨折后的假体周围骨折。这种骨折的发生是由假体周围的骨应力遮挡导致假体周围骨量出现了丢失。此外，邻近骨的局部张力增加，假体尖端的应力也会提升，从而导致完全骨折。这些复杂的骨折可以通过桥接钢板内固定来处理，但是在完全负重之前需要一个完善的康复计划。

为了提高老年患者脆性骨折后的预后评估水平，有必要使用适当的、以患者为中心的评估工具，以更好地评估与健康相关的日常活动情况和骨折后独立生活的水平（如 PRO mIS、患者报告结局测量信息系统）。

这些评估工具需要包括功能评估（如 SF-36、EQ-5D、Parker 运动能力评分）、认知评估（如微小意识状态评估）、衰弱评估（如患病级别、Charlson 合并疾病评分；营养状况）和平衡与协调能力评估（如起立行走试验）。利用这类评估工具将有助于优化住院和术后护理（死亡率、围手术期并发症发生率、康复），优化治疗过程的成本效益。

第二节　罕见骨病骨折

典型骨折的临床诊断并不困难，而某些特殊类型的骨折经常被漏诊或误诊。本节将着重讨论病理骨折和一些罕见骨病引起的多种特殊类型骨折及相关内容。

一、应力性骨折

应力性骨折通常是由正常骨骼承受极限应力所致（疲劳骨折），如进行高强度训练的跑步者或运动员。应力性骨折也可发生在正常应力下的因潜在骨病而导致局部骨量强度下降的部位（不全骨折），如非创伤性骶骨不全骨折。应力性骨折常见于下肢，通常由局部骨量不能够适应短期频繁剧烈的高强度活动造成。跑步者经常出现的胫骨内侧皮质应力性损伤就是该部位发生应力性骨折的早期表现。由于反复承受应力，引起骨转换增加，并且由破骨细胞活性增加导致局部微裂纹。骨量重塑过程中的骨吸收与形成的平衡被打破，骨骼就会变得脆弱并容易受伤。此时如果继续承受应力，微裂纹就会延长并导致皮质破坏。此阶段，应力性骨折通常在 X 线片上显示出具有硬化边界的射线样骨折线。早期 X 线片上无法发现明确骨折线时，MRI 检查可以早期发现局部应力反应和应力性骨折。骨折发生后期，X 线片上能够很清晰地看到骨膜受刺激后引起的局部皮质增厚反应，这种现象提示应力性骨折已经开始愈合。跖骨骨折也是一种常见的应力性骨折，好发于入伍新兵（行军骨折），这种骨折引起的疼痛常与剧烈活动相关，停止活动后疼痛减轻。

女性竞赛运动员在生理状态上出现三联征时（饮食失调、闭经、雌激素缺乏），其发生应力性骨折的可能性明显增加。大多数骨折发生在负重的下肢，常见于胫骨、腓骨、跖骨、跟骨、股骨干、股骨颈及骨盆。大多数应力性骨折在发病初期可以通过休息方式进行非手术治疗。愈合不良的高危骨折通常位于骨折断端张力侧，如胫骨干、股骨干或股骨颈。在某些情况下需要手术稳定骨折断端。采集病史时，明确患者是否存在局部反复的剧烈活动，有助于区分应力性骨折与骨感染，以及肿瘤引起的病理性骨折。

二、先天性和代谢性疾病的骨折

骨折是代谢性骨病患者的常见并发症。出现影像学改变时，这些疾病已经引起明显的骨量强度下降。这种情况下，骨折可能发生在影像学无明显改变的正常部位。

为了正确地识别和诊断这种类型的骨折，应该在病史采集过程中明确患者是否存在非常微小的局部创伤在内的创伤经历，以明确其骨折是否由潜在的骨病引起。

成骨不全症（osteogenesis imperfecta，OI）是指与遗传性胶原合成和骨结构形成异常有关的一组遗传性疾病。OI在遗传学和临床表现上存在多种异基因亚型，每个表型都存在变异，因此很难分类。患者常表现为骨量减少或骨质疏松、脆性骨折及骨骼畸形，同时可伴有巩膜发蓝、听力下降、牙齿畸形和皮肤异常等症状。

骨软化症患者的骨骼矿化能力差。患者常出现骨骼畸形、骨痛、骨折和肌肉无力。骨折发生于骨密度降低区域，X线表现为在未愈合的骨皮质微骨折后形成的放射带状骨破坏，骨折方向多垂直于骨皮质且无骨痂形成。这种类型的骨折可能发生在多个部位，通常累及肋骨、骨盆前环和股骨近端的内侧。病理性骨折也可继发于骨囊肿、骨肿瘤或出现肿瘤骨转移的皮质侵蚀之后。

第六章　骨质疏松症的危险因素及预防

第一节　骨质疏松症和骨折的危险因素

骨折是骨质疏松症最直接、最具有破坏性的结果。随着年龄的增长，绝经后女性雌激素水平下降，骨吸收大于骨形成，骨骼微细结构发生异常变化，导致其骨骼脆性和骨折风险显著增加，严重影响患者生活质量。而 70 岁以后由于年龄因素的影响，骨量将进一步丢失，骨质疏松所带来的危害在中老年女性中更为显著。预计到 2050 年，我国在骨质疏松性骨折上的医疗费用将达 1745 亿元。社区居民是本病的高发人群，但实际防控力量相对较弱，人们对于该病的自我保健意识很差，因此在社区居民中开展此项研究能更好地提高人群对骨质疏松性骨折的知晓度，进而早发现、早诊断、早治疗，降低发病率并提高患者生活质量。多项临床研究表明骨质疏松性骨折的发生与许多因素有关，例如年龄、骨密度值、骨折史、跌倒史、绝经年龄、饮食习惯等[①]。

骨质疏松症是骨折的"潜在"危险因素，我们目前已发现了许多能够导致或者促进骨质疏松症发展的遗传性和后天性因素。此外，研究表明骨骼中骨密度降低与乳腺癌发生率降低有关，这可能是由雌激素对骨小梁和乳腺细胞均具有的刺激效应而导致两者具有相关性。另一项研究表明，血液透析患者的骨密度变化可能与动脉粥样硬化进展有关，反之亦然。骨质疏松症并非随机侵害人群。我们必须承认，某些风险因素无法更改，必须接受。但是一些关键的风险因素可以避免并且必须避免。

---

① 孙梦华. 骨质疏松性骨折危险因素筛查及与中医体质、血清 IGF-I、IL-6 相关性分析 [D]. 北京：中国中医科学院：2021：19.

一、无法干预的危险因素

（一）遗传

遗传学中有句谚语："有其母必有其女"，这特别适用于骨质疏松症。一级亲属中发生骨质疏松性骨折的家族史，是遗传因素可能在患者本人的骨质疏松症进展中发挥作用的有力证据。众所周知，"骨密度峰值"和以后的骨量减少这一生理规律是由基因编码决定的。临床中对于双胞胎的相关研究表明，遗传因素在骨密度变化中的作用占80%左右，而骨密度是已知的骨质疏松症风险中最好的预测指标。

研究发现，在峰值骨量、股骨颈形态、骨转换标志物、绝经年龄和肌力的变化过程中，遗传成分起均作用，所有这些因素都可导致骨质疏松性骨折的发生。

一些基因结构（如维生素D、雌激素受体基因及Ⅰα1型胶原蛋白基因等）是具有研究前景的骨量决定基因成分，但目前骨质疏松的分子基础研究仍存在很大的未知性。专家暗示基因—基因和基因—环境的相互作用是骨密度改变和骨质疏松风险的重要决定因素。迄今为止，尚无用于评估骨质疏松症遗传风险的临床测试。然而，在儿童和青年时期，适量的饮食和运动可以在很大程度上确保成年后的峰值骨量。

骨质疏松症的部分异质性可能与一些遗传综合征中存在骨质疏松或者先天性综合征有关。例如，唐氏综合征患者在儿童时期，骨骼中即已发生骨量减少病变。来自遗传研究的信息正在用于研发相关标志物，从而评估骨折的风险和抗骨质疏松症型药物的效果。遗传性综合征所致的骨质疏松症可以通过临床中仔细的体格检查进行鉴别（如身材和牙齿、皮肤和眼睛的异常等）。在一些遗传性综合征中，有一些特征是共有的。尽管遗传因素在骨质疏松性骨折中发挥着一部分作用，但远远不及骨密度对骨质疏松症的影响。因为骨折是一系列风险因素发生作用所致的最终结局，这些因素包括骨密度、骨转换、身材、肌肉功能及跌倒风险，所有的这些因素都由不同的遗传通路控制，因此很难弄清楚导致骨折的重点基因。然而，遗传同样可以影响骨代谢的其他方面，如PTH信号转导通路通过影响单核苷酸的多态性和多种单倍体型（其中一些与骨折风险有关），在特定人群中能够不影响骨密度而单独发挥作用。

（二）控制骨生长和发育的因素

控制骨生长和发育的因素包括自胚胎时期开始持续终身的骨骼矿物质的沉积、累积和保留。

出生时和婴幼儿时期的体重和身高与成年时期的骨量、身材和身高有关。父辈的骨骼大小，通过遗传在女性中比在男性中的表达更加明显。

骨代谢不同方面的许多活跃基因已被鉴定出多态性，并明确了它们与骨质疏松症之间的关系。此外，对特定基因位点的明确，如与身高相关的基因位点，揭示了人类生长发育过程中新的生物学机制，这些将很可能成为未来药物治疗设计的靶点。

现在已有许多关于骨代谢中基因多态性和其他因素对骨质疏松症影响的大规模临床分析研究报道。研究内容包括雌激素受体 ESRI 的多态性、维生素 D 受体变异，以及转化生长因子 Bl 基因、LRP5 和 LRP6 的多态性。现如今遗传学的一个新的研究方向是对基因的所谓因果关系进行研究，即基因型与表型的关系，这种研究极其复杂，目前尚缺乏结论性的研究成果。

目前，已知参与骨质疏松症相关机制的基因通过三种生物学途径发挥作用：雌激素途径、Wnt-β-catenin 信号途径和 RANKLRANK-OPG 途径。

另外，还必须考虑患者的家族史，在美国已经证明家族史是女性发生骨质疏松的重要危险因素。先天性或者后天性发育异常的患者也容易发生骨质疏松和脆性骨折。随着年龄增长，会逐渐发生一系列改变，如多个器官和组织会发生线粒体功能障碍和细胞凋亡，从而导致肌肉数量减少——肌少症，这反过来又导致骨密度降低。据推测，对于需要特定功能锻炼以恢复肌力和骨密度的女性，对肌少症的检测可以将 DXA 作为常规筛查。另一种与年龄相关的改变是成骨细胞前体发生复制性衰老伴随端粒缩短，从而引起骨细胞改变、促进骨质疏松症的发生。

（三）种族

白种人的骨密度往往较低，其发生髋部骨折比其他人种更加普遍。斯堪的纳维亚居民发生年龄相关性髋部骨折的发生率高于其他人群。非裔美国女性往往骨密度更高，并且随年龄增长骨量流失的速率相对较低。

（四）性别

对于绝大多数骨折而言，女性发生的风险要高于男性。总体来说，女性的脊柱和髋部骨折的发生率是男性的 2 ~ 3 倍。骨质疏松性骨折中，性别导致的差异主要在于男性拥有更高的骨密度，男女体型、骨骼形态之间的差异，以及骨骼微结构和微形态（可能是慢性创伤累积）损伤。此外，雄激素和雌激素可能应对机械性应力的平衡阈值不同，从而在面对机械应力时增生的骨质出现的部位和时间也存在差异。

（五）年龄

在 30 ~ 35 岁，骨量重塑（骨量的重吸收和形成）是处于动态平衡的。此后，由基因决定的骨量流失程度女性比男性要大一些，30 岁以后每年以 0.5% ~ 1% 的速度发生。随着月经的结束和雌激素分泌减少，女性骨质疏松和骨折的发生率逐步上升。绝经早期也是骨质疏松的重要危险因素。值得注意的是，激素替代治疗不再为临床所接受，这些女性中的大多数还处于其他激素依赖性疾病的处境，影响了她们的总体健康情况和骨骼状况。

从 60 岁开始，男性的骨折风险随着雄性激素分泌的减少而逐步增加。年龄每增加 10 岁，风险逐步增高。老年人跌倒的趋势逐渐增加，65 岁以上人群平均每年至少会跌倒一次。75 岁以上人群跌倒后约 6% 会发生骨折。发生骨质疏松症的其他风险还源于以下几方面：①并发症的发生率增加，以及各种药物的应用；②钙与维生素 D 缺乏；③活动减少可能导致年龄相关的肌力下降，即肌少症；④由于成骨细胞活性下降，骨量重塑失衡。

适当的生活方式，包括营养和体育锻炼等对于男女及所有年龄段的人群都至关重要。

（六）身高和体重

据文献报道，发生髋部骨折的女性患者身高相对较高，而身高对于男性患者是否发生髋部骨折没有太大差异。显而易见的是，体重和 BMI 与骨密度呈正相关，与骨质疏松和骨折发生率呈负相关。研究表明，40 ~ 59 岁年龄段的女性中，低体重和低 BMI 预示着患者骨密度降低，发生骨折的风险增加。需要强调的是，保持适当的体重是预防骨质疏松的重要因素。肥胖者应当减肥，从而减少并发症的发生。然而，临床医师需要意识到，如果没有适当的预防措施，显著的体重减轻可能对骨骼有害，并且有一点非常重要，即绝经后发生骨质疏松症的肥胖女性几乎总是合并能够影响骨量的其他并发症。此外，肥胖患者中微量元素缺乏症（包括维生素 D）的患病率很高，在减肥术前和术后均应进行相关检查和治疗，以避免由于术后并发症（如饮食不足和吸收不良）而导致的营养不足，包括钙和维生素 D。

（七）既往骨折病史

即使病因不明确，但既往有骨折病史时发生再次骨折的风险也会加倍。可能是因为既往发生骨折的患者跌倒的倾向更大，从而导致再次骨折的发生。

据估计，单节段椎体自发骨折能够使椎体骨折加重的风险增加 5 倍，而双节段或者多节段椎体骨折后风险增加 12 倍。

（八）家族史

从骨质疏松性骨折的多项临床实验中总结患者及其亲属的综合信息，可以看出家族史也是骨质疏松的显著且独立的危险因素。

（九）妊娠和泌乳

哺乳期女性每天通过泌乳能够分泌 500 mg 钙。在哺乳 5 个婴儿后，分泌钙的总量约为 300 g，约是骨骼中结合钙含量的 1/3。在某种程度上，妊娠期间性激素水平增高能够促进胃肠道对钙的吸收增加，从而骨骼中钙沉积也会增加。

在需要卧床休息几周时，并且妊娠期间如果使用肌松剂和镇静剂，那么骨质疏松的风险还会增加。在某些情况下，孕妇需要应用糖皮质激素治疗。在这些情况下，必然导致钙的流失和骨损失，因此孕妇必须补充钙和维生素 D 以弥补这些损失。

总体来说，骨密度在妊娠和哺乳期间会下降，但在婴儿出生后和断乳后可以恢复正常。在这种骨量暂时性减少过程中，只有少数女性会发生骨折，主要由营养不良所致。

生育期：在此期间通过补充营养来维持骨量。

二、可干预的危险因素

（一）长期活动减少

缺乏锻炼是骨质疏松症最重要的单一危险因素。

同样适用于青年及长期卧床患者，他们可能在数月内发生约 30% 的骨量流失，但可能需要数年才能恢复其正常的骨密度。

当腕部骨折行石膏固定 3 周后，前臂的骨量会流失近 6%。一项针对卧床患者的研究表明，卧床之后骨小梁每周损失约 1%，而骨小梁增加 1% 需要近 1 个月的时间，因此骨量的恢复远比骨丢失慢得多。

长期制动发生快速骨量流失的情况包括以下几种：①脊髓损伤导致神经麻痹；②脑血管事件后发生偏瘫；③下半身截瘫；④任何年龄段发生下肢骨折后采取制动措施；⑤宇航员失重经历。

骨质疏松症患者在发生骨折、经卧床休息数周后，下地活动时可能发生更多次骨折。因此应通过实施新的手术技术、及早下地活动、避免长时间卧床，以及每天应用适当的药物（如双磷酸盐类药物）来保护骨量。此外，肌肉与骨量之间存在密切关系。随着年龄增长，通过规律活动和锻炼能够避免或者积极调控许多疾病。令人遗憾的是，我们的骨量并未从社会文明进步中获益，正如全球范围内青少年肥胖症的流行所证明的那样，我们在忽视儿童日益缺乏体育锻炼的趋势上扮演着危险的角色。

（二）微重力环境

由于失重环境，健康的宇航员在进入太空之前和期间需要进行特殊的锻炼。尽管这样，他们每个月仍然会发生约 1% 的骨量流失。在外太空环境下，宇航员承受的骨量流失速度比地球上有骨质疏松症的患者快 10 倍。试验结果表明，失重会诱导细胞凋亡，进而刺激破骨细胞浸润，启动了骨的重吸收。太空飞行过程中骨量的减少已被广泛研究，并使用模型来研究地球上骨质疏松症中骨密度减少的情况，如骨折瘫痪后的长期制动，以及更年期因激素水平下降、进行性骨质疏松症导致的骨量流失。在外太空微重力环境下，已证实有两种作用机制参与骨质疏松的发生，即骨骼的脱矿物质和对成骨细胞的抑制，这与地球上发生骨量流失的特征一致。

（三）过度运动

女运动员在退役后尤其容易患上骨质疏松症。长年累月的训练及严格控制饮食和体重都会导致体脂的大量减少、雌激素水平下降，导致月经期不规律或者闭经，从而使骨折的风险明显增加。

（四）低体重（低体重指数）

体重过轻的女性发生骨折的风险较高，而体重超重的女性很少受到骨质疏松症的影响。这是因为体重增加会强化骨骼，而脂肪细胞分泌的雌激素会进一步保护骨骼免受骨质疏松的危害。绝经后，由肾上腺皮质产生的激素通过脂肪细胞的代谢转化为具有骨骼保护作用的雌激素。然而，超重会带来有害的后果，如椎体变形和关节磨损，尤其是膝关节和踝关节。无论男性或女性，由体重减轻导致的骨密度降低、骨折的风险同等增加。几十年来，我们的社会向女性传达了一个信息，即瘦弱是有吸引力的、美丽是值得追求的。在这种"瘦身狂潮"中，数以百万的女性仍然坚持以错误的导向和努力来获取和维持瘦弱，而付出的代价却是牺牲骨骼。仅靠低热量饮食不能够摄取骨骼生长和维持骨量所需的足够营养。神经性厌食症患者特别容易发生骨质疏松症。

在一些国家，有1%～3%的女性会患上饮食失调症，其后果就包括骨质疏松症。有几种潜在的作用机制能够解释为什么低体重患者骨折风险会增加：①骨骼的机械性负荷减少；②性腺功能减退；③脂肪细胞分泌的雌激素减少；④胰岛素和IGF-I水平降低；④股骨大转子上能够吸收冲击力的脂肪垫减少（髋部骨折）。

（五）肥胖

以前的学术观念认为肥胖和骨质疏松症是两个不相关的疾病，但是最近的研究表明，这两种疾病都有一些共同的遗传和环境因素。人体衰老与骨质疏松症的高发和骨髓细胞萎缩，以及造血组织的减少和脂肪细胞的增加有关。骨骼重塑和肥胖都通过下丘脑和交感神经进行调节，而脂肪细胞和成骨细胞都由相同的间充质前体细胞分化发育而来。但是，基于目前的认知水平，仍不清楚脂肪组织是否对骨骼有益。但是，已经证明了肥胖与脂肪细胞功能障碍之间的关系及其对其他系统的不良影响，反过来其同样可以对骨骼产生不良影响。肥胖同样也与胰岛素和糖尿病关系密切，而胰岛素和糖尿病又是代谢综合征的重要组成部分，后者同样可以影响骨骼。减脂手术前和术后对骨密度、BMI和其他参数（如骨转化标志物）的测量结果表明，病态肥胖能够导致骨质疏松风险增加。减脂手术后骨质疏松症的危险因素（如果术前未存在）也会增加，这是由各种因素引起的，包括营养不良、吸收困难和活动减少。因此需要制订一个全面计划来改变生活方式，包括营养供给、体育锻炼和适当的药物治疗，可能需要通过静脉注射双磷酸盐类药物以避免胃肠道反应，并根据需要补充维生素。

从实践角度来看，通过谨慎地关注生活方式，可以最大限度地避免或者控制肥胖带来的不良后果。而且，正如最近指出的那样，不仅在工作日，在周末也要抵制过度放纵的诱惑。

（六）终身钙摄入量低

成年人平均每日摄入约 500 mg 钙。如果多年来钙的摄入量减少，甲状旁腺激素水平会升高以刺激骨骼释放储存的钙质，从而导致骨质疏松症的发生。儿童和青少年时期的钙摄入量越大，峰值骨量越高，因此在正常年龄段，无论男女发生骨折的风险更低。

（七）抑郁状态

抑郁本身可能不是骨质疏松症的主要诱因，却往往是骨质疏松的伴随症状。研究表明，患有长期严重抑郁症的女性其骨量比没有抑郁症的对照者少 6%。导致抑郁症、骨密度降低和骨折风险的主要因素包括：①压力性激素水平增高；②性激素水平降低；③各种抗抑郁药物的应用；④食欲缺乏和营养不良；⑤严重酗酒；⑥合并其他的并发症；⑦体育锻炼的减少；⑧缺乏动力。

（八）吸烟

吸烟是影响骨量减少的罪魁祸首，对骨密度具有负面影响，而与体重和活动的差异无关。吸烟能够导致骨质疏松的风险加倍，因此其为骨质疏松的重要危险因素。成年期每天吸一包烟的女性到绝经年龄时的骨密度比不吸烟的女性降低 5% ~ 10%。

目前尚不清楚确切的作用机制，香烟烟雾中的各种化学物质可能是潜在的诱因。尼古丁能够抑制雌激素的分泌，并促进雌激素在肝脏中的分解，加速了更年期的到来。吸烟还会消耗体内的部分营养元素，如维生素 C，其对于骨骼的形成至关重要。吸烟似乎能够削弱钙对绝经后女性骨骼的保护作用，在腰椎中的作用比股骨颈更加明显。此外，吸烟能够增加人体内镉、铅和其他许多有毒物质的积累，这些物质会干扰钙和矿物质的吸收过程。目前已发现吸烟能够损伤钙对骨骼的保护作用。吸烟还会一直抑制成骨细胞活性，并减少骨骼中的血液循环。吸烟者相比不吸烟者更瘦，这也可能起到了作用。已戒烟者和不吸烟者的骨密度并无明显差异。减少当前吸烟量将有助于预防许多骨折的发生，包括髋部和脊柱骨折，还可以改善骨质的愈合。所有患骨质疏松症或有骨质疏松风险的人都应立即戒烟。吸烟者比不吸烟者发生髋部骨折的风险翻倍。

（九）过量饮酒

许多医师认为过量饮酒对骨骼有害。然而，研究表明适量饮酒能够增加雌激素水平，从而使骨密度增高、骨折风险更低。没有理由为了预防骨质疏松症而建议所有人戒酒。但是截至目前，没有研究能够确定何为适度饮酒的量，通常规定为每天半杯至一杯。但酗酒不仅增加了骨质疏松和骨折的风险，同时也会延迟骨折的愈合。在评估长期酗酒患者时，应当注意发挥决定性的因素是伴随的营养不良、低体重、肝损伤、钙吸收下降和雌激素水平的降低。长期酗酒会诱发心脏增大、肝大和脾大，从而导致不良后果的发生和较差的预后。骨折患者中酗酒人群所占的比例比没有骨折的患者高 5 ~ 10 倍。

在男女中均能发现过度饮酒对骨骼的不良影响。

（十）脂肪摄入过多

高脂血症和对脂质氧化反应敏感性增高也可能是骨质疏松的危险因素。此外，目前已发现饮食中的脂肪与钙代谢、脂肪酸代谢和成骨细胞功能均有关系。

（十一）营养不良

营养物质是确保骨骼健康的重要因素，目前已知下列因素非常重要：①矿物质——钙、磷、镁、锌、锰、铜、硼和硅；②维生素——维生素 D、维生素 C、维生素 K、维生素 B_6、维生素 B_{12} 和叶酸；③蛋白质；④必需脂肪酸。

我们经常摄入绝大多数骨骼所需的营养成分。在最近的一项调查中发现，没有人可以 100% 足量摄入上述营养成分的每日建议剂量。如前所述，当食物中钙吸收不足时，甲状旁腺激素分泌增加，促使骨骼中释放钙入血，从而导致骨骼的负平衡（重吸收多于骨形成）。在儿童、青年和妊娠时期，通过严格控制确保营养物质的充分摄入，这对于满足骨骼生长需求尤为重要。同时，也要避免某些物质的过度摄入。例如，70 ~ 85 岁的妇女每天食用巧克力会导致骨密度和骨骼强度降低。

（十二）激素

对于女性来说，更年期提前（无论自然出现或者手术所致）是重要的危险因素。同样，男性雄激素分泌不足也会导致骨质疏松。此外，酗酒和神经性厌食症均可导致睾丸激素缺乏症。对于出现不明原因的骨质疏松症的年轻男性要进行血清中睾丸激素水平检测，以确定其是否合并性腺功能减退或睾丸激素缺乏症。口服避孕药中含有雌激素和孕激素，后两者均能增加骨量。有确切的研究证据表明，长期服用避孕药的女性比未服药的女性骨骼更加强壮。口服避孕药尤其可以保护一些女性运动员免受应力性骨折的危害。

（十三）药物

许多药物可以影响骨量，其中最明显的是可的松及其衍生物、糖皮质激素。这些药物已用于很多疾病的系统化治疗：支气管哮喘、过敏性疾病、风湿、血液性疾病、肠道和免疫性疾病，以及移植术后用药。合并有并发症的成年和老年患者极有可能发生医源性骨质疏松症。接受可的松（或其衍生物）治疗超过1年的患者出现骨质疏松、骨折的风险较高。还有一类长期使用会损伤骨量的药物，包括锂剂、异烟肼、卡马西平和其他抗癫痫药物，肝素、华法林和其他抗凝药物，含铝的抑酸药，特别是免疫抑制剂，如环孢素A。

然而，每日摄入75～125 g甲状腺素可能对骨骼无明显影响。华法林能够竞争性抑制维生素K，虽然有导致骨质疏松的风险，但是对于血栓性疾病的预防也是必不可少的。相反，噻嗪类利尿剂和β受体阻滞剂似乎对骨骼具有一定的益处，如增加了骨密度值，减少了骨量流失并降低了骨折率。近期一项研究表明，在中老年患者中应用β受体阻滞剂能够减少骨折的风险。值得注意的是，对其他并发症的治疗有时会对骨骼产生有益的效果，与在用紫外线照射治疗牛皮癣患者中所观察到的效果一样。

另外，当患者需要进行放射治疗身体某一部位疾病时，在邻近的骨骼区域可能进而形成骨质疏松症。

如果您正在服用药物，请咨询您的医师确认所服用药物是否会引起骨量流失。许多疾病和治疗方法都会对骨骼产生影响，请全面考虑。

（十四）同型半胱氨酸

血清同型半胱氨酸水平升高已被认为是骨质疏松、骨量流失和脆性骨折的独立危险因素，其可能作用机制是通过干扰胶原蛋白的互联和刺激破骨细胞的活性。尽管某些风险可能与血清中的叶酸和维生素B$_{12}$水平降低有关，但血清中的半胱氨酸水平增高已被认为是骨折风险增高的标志。

（十五）失衡、跌倒趋势和障碍物

几乎1/3的老年人每年至少跌倒一次，但其中只有10%的老年人发生骨折。

显然，除了骨质疏松症的严重程度之外，摔伤的类型也决定了是否会发生骨折。老年人的保护性反射（如跌倒时伸出手臂以缓冲应力）减少，同时髋关节周围用于吸收应力的软组织减少，进而导致摔伤后出现髋部骨折。类似的情况也发生在横向和前向摔伤中。此外，认知或者视觉障碍，头晕和晕厥事件，以及各种风湿性疾病可能进一步降低预防和减少跌倒的能力。可以用一个非常简单的测试，即起身和行走试验来评估患者的协调能力，进而评估跌倒和骨折的风险。让患者从座椅上站起来，走到 3 m 以外的墙壁处，触摸墙壁然后返回坐在座椅上。如果这一过程花费时间超过 10 秒，则发生骨折的风险会相应增加。经常跌倒的人会发生一些生理变化，如本体感觉和运动能力受损、视力受损、踝背屈活动受损、反应时间下降及身体摇摆加剧。可以使用缝在内衣或者穿在内衣里面的护垫来减少对髋部的应力冲击。护垫能够分散跌倒时的应力冲击，从而保护髋关节。当骨质疏松症已经明确时，其他因素（无论是上述的健康相关因素还是环境中的因素）都会增加骨折的风险。这些因素包括肌无力、共济失调、动作笨拙、保护性反应不足、过度兴奋、眩晕、短暂性晕厥发作、帕金森病、酗酒和疲劳，这些可能是药物引起的，也可能与应用抗抑郁药、降压药或者其他催眠药有关，降低了人的保护机制，从而增加了跌倒的风险。

心血管药物和镇痛药也被认为是危险因素。其他的潜在隐患包括房屋中的障碍物及影响因素，如电话线或其他电缆、楼梯、地毯松动、浴室垫子打滑、缺乏扶手和照明不佳等。

（十六）既往有骨折史

既往曾发生过骨折的患者，将来再发生骨折的风险将增加。预防性的护理工作很重要，同时上述所有注意事项同样适用于这些患者。

三、教育与共识

可以通过适当的健康宣教来引导患者自身如何主动降低风险因素，以避免上述许多危险因素的发生。教育重点应该放在日常生活中的各个方面，尤其是老年人，他们可能将从房间中摆放的宣教图片和其他辅助设施中受益。应该牢记，即使没有发生骨质疏松症，也可能有跌倒和骨折的发生。

四、骨折风险评估工具

治疗或者预防骨质疏松症的主要目的是减少骨折的发生。然而目前尚无不存在任何副作用的药物，而且绝大多数药物都很昂贵。应当以具有骨折潜在风险的患者为中心，最大限度地提高患者潜在的获益和成本效益，并且最大限度地降低药物的副作用。WHO 关于骨质疏松的指南完全基于骨密度结果，并且已选定 T 值以 2.5 为临界点来确定最可能发生骨折的人群。然而，对于发生骨折的大多数患者并没有骨质疏松的骨密度检测证据。需要更好地界定有骨折风险的人群。

能够增加骨折风险的危险因素分为以下两组：①降低骨密度和骨骼强度的因素；②增加跌倒风险的因素。

影响骨折风险最重要的单独因素包括以下几种：①骨密度；②骨形态（如股骨轴长度和角度）；③骨转换；④年龄和性别；⑤其他多种因素（如吸烟、活动减少、应用药物、多种疾病）。

第二节　肌肉、骨骼与骨质疏松

一、肌肉、骨骼与骨质疏松的相关性

（一）肌肉与骨骼的相互联系

肌肉、骨骼同属运动系统，均起源于中胚层，有着共同的间质前提，两者在运动功能上紧密关联。肌肉是骨与骨连接的纽带，与骨的生长和发育密切相关。近期研究发现，肌肉和骨骼均是重要的内分泌器官，肌肉分泌的相关因子参与骨骼的调控，对骨骼的生长、发育、发展均有一定影响，而骨因子同样可调节肌量、肌力。发育生物学研究提示，可能存在协调肌、骨质量的分子信号网络，在循环和局部微环境中存在可耦联肌肉和骨骼生长的调节因子。肌肉和骨骼除同时受内部（神经内分泌）和外部（力）因素影响外，还存在相互调控。

（二）肌肉和骨骼相互调控

1. 肌肉对骨骼的调节作用

骨的形态发生依赖肌肉的收缩作用。肌肉是调节骨骼潜在细胞、信号的重要来源。肌肉所分泌的内分泌因子如 IL-6、脑源性神经营养因子（brain derived neurotrophic factor，BDNF）、类胰岛素 1 号增长因子（IGF-1），成纤维细胞生长因子 2（FGF-2），可能直接影响邻近或远端的骨骼，或者通过作用于其他组织来间接影响骨骼合成与代谢。肌肉微环境包括肌源性干细胞、微循环、生物力学、信号转导通路，以及肌肉收缩产生的机械负荷，对于调节骨骼发育、修复和重塑起着重要作用。在神经系统调控下的肌肉质量（包括肌块质量和肌力）是决定骨强度的重要因素。骨骼所承受的肌肉力学刺激对其发育和维持有着重要作用。

2. 骨骼对肌肉的调节作用

骨骼系统具有调节肌肉的作用，如成骨不全的患者表现为肌肉萎缩。骨来源的 Ihh 信号可支持肌细胞发育生长。成骨细胞和骨细胞的内分泌或旁分泌因子可作用于肌组织，调控肌肉发育、肌量与肌力。骨通过合成分泌成纤维细胞因子 23（fibroblast growthfactor23，FGF23）和骨钙素（osteocalcin，OCN）两种激素调节机体磷和能量代谢。FGF23 主要通过调节磷代谢，降低原尿和小肠对磷的吸收，从而降低血磷水平导致低磷血症，从而间接调节肌肉，引起肌肉无力。敲除骨钙素基因的小鼠，肌量会减少 10% ~ 20%，导致肌肉的生理功能减退。

（三）肌肉、骨骼与骨质疏松的关系

骨骼肌肉系统的发育、功能及衰老是一个有机的整体。神经系统调控下的肌肉收缩的力量是决定骨量、骨强度的重要因素。肌力对骨密度的影响，比肌肉含量对骨密度的影响更显著。骨骼肌数量是决定骨密度的重要因素。肌肉数量与骨密度呈同步增减变化。骨骼肌丢失可导致骨密度下降。肌肉萎缩、肌力下降和肌肉功能减退可致皮质骨吸收加速、变薄，对抗剪切力、扭力和折弯力能力变弱。松质骨内的水平骨小梁数量减少，垂直骨小梁变得稀疏，骨密度越来越低。骨骼会通过改变骨量和骨强度来适应肌肉收缩力量的改变。骨骼所承受的力学刺激对骨密度有重要影响。骨细胞将力学刺激转换为生化信号调节骨密度。骨密度下降正是肌肉骨骼系统调节失衡的结果。

肌肉减少症（sarcopenia）是由希腊文中 sarc 和 penia 构成。研究学者 Rosenberg 首先注意到了年龄相关的肌肉量减少对健康产生广泛的不良影响，并于 1997 年提议使用肌肉减少症，即"肌少症"这一术语。肌肉减少症目前有两种定义，一为 Baumgartner 标准；二为欧洲老年人肌少症工作组（European Working Group on Sarcopeniain Older People，EWGSOP）诊断标准或 ISCCWG 诊断标准。日前国内尚缺乏肌少症的流行病学调查资料。

肌少症的诊断主要从骨骼肌质量和骨骼肌功能两方面测定。骨骼肌质量测定常用的方法有双能 X 线吸光测定（dualenergy X-ray absorptiometry，DXA）、计算机断层摄像法（CT）、核磁共振法（MRI），这里推荐 DXA。骨骼肌功能测定主要测定肌肉力量、活动能力。目前我国尚无肌肉力量和活动能力标准数据。

二、肌骨代谢生化标志物对骨质疏松的影响

（一）一般生化标志物和骨代谢调节激素对骨质疏松的影响

原发性骨质疏松患者的血钙、血磷、尿钙、尿磷、肌酐等一般生化标志物通常无明显改变。如果改变明显，应考虑骨质疏松以外的其他代谢性骨病，如低磷骨软化症、甲状旁腺功能亢进症、高糖皮质血症、肿瘤骨转移等。骨代谢调控激素主要包括维生素 D 及其代谢产物、甲状旁腺素和成纤维生长因子 23（FGF23，又称为排磷因子和排磷素）等。临床检测 25 羟维生素（OH）D 水平反映个体维生素营养状态，代表维生素 D 水平。但户外活动少的中老年人，常见维生素 D 不足或缺乏，由此引发相应的生化指标改变，如血钙降低、PTH 升高、程度轻，容易纠正。

（二）骨转换标志物（BTMs）对骨质疏松的影响

BTMs 作为骨重建的产物，反映骨代谢的状况，临床检测无创、容易重复，因此用于骨质疏松的鉴别诊断、病因分析、疗效及患者依从性监测，预测骨量丢失及骨折风险。BTMs 分为骨形成标志物、骨吸收标志物两类。骨形成标志物有 I 型前胶原 N 端肽（N-ter minal propeptide of type Ic ollagen，PINP）、I 型前胶原 C 端肽（C-terminal propeptide of type Icollagen，PICP）、I 型胶原、骨特异性碱性磷酸酶（bALP）、骨钙素（OC）；骨吸收标志物有 I 型胶原交联 N- 末端肽（NTX）、I 型胶原交联 C- 末端肽（CTX）、吡啶啉（Pry）、羟脯氨酸（HOP）、脱氧吡啶啉（D-Pry）、抗酒石酸酸性磷酸酶 -5b（TRAP-5b）。

目前国际上多推荐 PINP 为首选骨形成标志物，β-CTX 为首选骨吸收标志物。

（三）特异性肌转换指标对骨质疏松的影响

目前尚无公认的特异性肌转换指标用于临床诊断，有研究发现血液中睾酮 / 皮质醇的比值反映了人体内蛋白质合成和分解的平衡水平，反映了运动能力和疲劳积累的程度。但是该比值对女性来说意义不大。还有研究发现尿 3- 甲基组氨酸（3-Mehis）是反映机体蛋白质营养状态的有效指标，测定它的排出量可以了

解肌肉蛋白质分解的速度。此外有关衰老与骨质疏松的研究发现雌激素（E2）、维生素 D（VD）、线粒体通透孔（MPTP）开闭和细胞色素 C（CytC）以及氧化和抗氧化指标如丙二醛（MDA）、超氧化物歧化酶（SOD）、总抗氧化能力（TAOC）等可以反映细胞的活性和代谢情况。这些研究为发现骨质疏松特异性肌转换指标提供了思路。

三、肌肉功能、平衡能力及骨密度测试

（一）肌肉功能（肌力、肌量）测试

1. 肌力测试

常用的肌力检查法有徒手肌力检查法，等长、等张及等速肌力测定法。

（1）徒手肌力检查法。系根据受损肌肉或肌群功能，使病人处在不同受检位置，让其做一定动作，对动作分别给予助力和阻力，以达到最大活动范围。MRC 量表临床较常用，系根据接受助力或克服阻力的能力，按分级标准进行判定。

（2）等长肌力测试法。在某一体位下，测试一块或者一组肌肉等长收缩时所产生的最大张力，可通过计算机对肌肉形态、骨骼及关节的模拟，计算出不同体位下的某一块或一组肌肉的等长肌力。等长肌力测试方法常用握力、捏力、背肌力测定。

（3）等张肌力测试法。在标准姿势下测定一组肌群在做等张收缩时能使关节做全幅度运动时的最大阻力。常用测试方法是运动负荷，以试举重物进行测试，测试时须对试用阻力作适当估计，若多次反复试举，易使肌肉产生疲劳，影响测试结果。

（4）等速肌力测定法。运用等速测试仪器测定肌肉在进行等速运动时肌力大小和肌肉功能。测定范围包括四肢大关节运动肌群及腰背肌的力量大小，可提供运动功能评定、运动系统伤病的辅助诊断及疗效评价的准确指标。等速向心测试指肌肉采用向心收缩方式，即肌肉收缩时纤维缩短。等速离心测试指肌肉采用离心收缩方式，即肌肉收缩时纤维被动延长。临床常用等速向心收缩方式进行测试。

2. 肌量测试

（1）双能 X 线吸光测定（dualenergy X-ray absorptiometry，DXA）：DXA 是

目前评估肌量最常用的方法，DXA 能很好地将骨骼、肌肉与脂肪区别开来，但 DXA 亦有其缺点，比如它不能分辨侵入肌肉中的脂肪组织，使其过高地估计肥胖受试者的肌肉质量。

（2）其他方法：CT、MRI 对肌肉的细微改变更敏感，有很好的准确性和重复性，但 CT 断层扫描的辐射线量大、MRI 费用高。

（3）生物电阻抗方法（BIA）也可用于肌量测定，其利用体表电极记录各组织不同电阻抗，用图像重建法测量肌量，该方法价格低廉，但精度差，且受机体含水量的影响。

目前常用的肌量诊断标准有 Baumgartner 诊断标准（1998）、EWGSOP 诊断标准（2010）和 ISCCWG 诊断标准（2011）。

（二）平衡能力测试

平衡能力测试方法有传统观测法、量表测评法、平衡测试仪测试法等。

1. 传统观测法

主要检测小脑和前庭功能障碍。

（1）闭目直立检查法（Romberg's test）。

（2）强化 Romberg 检查法（strengthening Romberg's test，SR）。

（3）过指试验（past pointingtest，PPT）。

2. 量表测评法

（1）Berg 平衡量表（Berg balance scale，BBS）。此量表主要是检测本体感觉输入对平衡能力以及协调性的影响，主要适应于具有平衡功能障碍的患者或老年人群。

（2）Tinetti 步态和平衡量表（Tinetti gait and balance scale）。此量表可用于探测平衡能力障碍患者的行动能力，也可对老年人的平衡能力进行评估，进而预测老年人跌倒风险。

（3）Brunel 平衡量表（Brunel balanceassessment，BBA）。此量表是专门评估脑卒中患者平衡功能的量表。

（4）动态步态指数（dynamic gait index，DGI）。此方法主要用于评价 60 岁以上的老年人步态稳定性和跌倒风险。

（5）功能性步态评价（functional gait assessment，FGA）。

（6）计时起立—行走测验（timed up and go test，TUGT）。

3. 平衡测试法

（1）静态平衡测试：主要包括睁眼双脚或单脚站立测试、闭眼双脚或单脚站立测试等。

（2）动态平衡测试：动态测试方法主要包括步态测试和动态平衡能力测试。动态测试有时会借助摄像法和表面积电测试法，从动力学、运动学、表面肌电学等几个方面综合分析人体平衡能力。

（3）综合方式测试，指包括其他不属于以上类别的方法，主要有垂直 X 书写测验、电眼震颤图（ENG）等精确测量人体重心摇摆的测试法。

（三）骨密度测试

1. 双能 X 线吸光（DXA）骨密度测量

DXA 具有测量时间短、精密度高、放射性剂量低，对操作者比较安全的特点。应用 DXA 可测量腰椎、股骨近端、全身骨的骨密度及脂肪组织含量，尤其是测量评价脊椎 BMD 的能力甚至可与 QCT 相比拟，它可将椎体与后突分开检查，提高了骨质疏松诊断的灵敏度及准确性。

2. 定量 CT（quantitative computed tomography，QCT）骨密度测定

QCT 是唯一一种可分别评估皮质骨及松质骨密度的定量方法，选择性地测量松质骨的 BMD，可较早地反映出体内骨矿含量的变化，但不足之处是放射量大，做 1 次 QCT 的患者受到的辐射剂量是光子吸收法的几十倍甚至一百多倍，这也限制了它在临床的广泛应用。

QCT 是临床认可的脊柱、髋关节、前臂和全身的 BMD 测量方法。它的优点：DXA 的测量容易受髋关节或脊柱严重退变、血管钙化、口服对比剂和含钙或其他矿物质的食物以及添加剂的影响，而 QCT 可以避免上述因素影响造成的骨质疏松假阴性；DXA 测量易受体位影响，在测量肥胖或低体重指数患者时，QCT 测量结果也较 DXA 更准确；QCT 采集到的三维数据还可用于骨生物力学分析研究。

在成年人群中主要适用（但不限）于确诊或怀疑低 BMD 风险者，包括符合双能 X 线吸光骨密度测试条件者。此外，QCT 也可用于病理性 BMD 升高疾病，如石骨症或氟中毒的诊断、分期和随访。BMD 和体质成分的分析对职业运动员

等人群也有助益。

QCT 的禁忌对象为孕妇或可能怀孕者。此外，影响 QCT 准确性的因素包括：①近期静脉注射对比剂；②测量区有严重的骨折畸形；③测量区有植入物；④患者不能保持正确体位或扫描时不动；⑤特别肥胖患者，超出 CT 的扫描视野。

3. 计算机断层扫描技术（Micro-CT）

Micro-CT 是一种能全面、立体、精确、无创测量骨微结构，评价骨质量及预测骨强度的新技术，在 OP 研究领域得到广泛应用。

四、肌肉—骨骼单位是预防骨质疏松的有效靶点

（一）肌肉—骨骼单位干预策略

骨质疏松与肌肉、骨骼密度密切相关，治疗骨质疏松及骨质疏松性骨折需要从肌肉骨骼两方面共同干预。一方面需要增加骨密度、提高骨强度，另一方面需要增加肌肉质量、提高肌肉力量。通过寻找肌肉、骨骼共有的生理和病理基础，确定共同的作用靶点，开展针对共同靶点的精准治疗。

（二）肌肉—骨骼单位药物作用的共同靶点

研究表明，雌激素受体、维生素 D 受体基因、线粒体系统、端粒—端粒酶系统有可能成为肌肉—骨骼单位药物作用的共同靶点。

1. 雌激素受体

肌力决定骨结构和骨量，使强度适应运动负荷，雌激素主要通过影响骨应变阈值来调整肌力与骨量之间的关系。雌激素补充疗法可能有保护肌力作用，但有争议。雌激素对控制多种组织细胞的增殖和凋亡十分关键，通过与雌激素受体结合，二聚化，激活细胞核内雌激素反应元件（ERE）发挥雌激素效应，参与多条细胞内信号通路转导。

2. 维生素 D 受体基因

维生素 D 是调节钙磷代谢和维持骨骼健康的重要激素前体，其经典作用是调节钙磷代谢和骨代谢，还可促进细胞分化、抑制细胞增殖，作用于免疫细胞具有免疫调节作用。皮肤和肌肉也是维生素 D 的重要靶器官，活性维生素 D 会直接影响肌细胞的成熟和功能。维生素 D 缺乏的患者肌肉衰弱，予维生素 D 治疗可以增强肌力。维生素 D 作用于骨骼肌的机制并不十分清楚，动物和细胞实验

研究发现维生素 D 对骨骼肌的作用可能是直接通过激活肌细胞内的维生素 D 受体或其他因子和间接通过调节血钙、血磷水平。

3. 线粒体系统

线粒体是细胞生命活动的控制中心，它不仅是呼吸链和氧化磷酸化的中心，而且是细胞凋亡的控制中心，在人的衰老、癌症的细胞凋亡、信号转导过程中起着非常重要的作用。有研究发现，骨骼肌线粒体变化和骨质疏松存在着互相影响的关系。还有研究发现，细胞凋亡的调控机制是由于线粒体通透转换孔（MPTP）开放引起线粒体跨膜电位下降和细胞色素 C 释放。细胞色素 C 释放是线粒体途径细胞凋亡的标志事件。线粒体及其引起的细胞凋亡途径有可能是肌肉—骨骼药物作用的另一个共同靶点。

4. 端粒 – 端粒酶系统

端粒是真核生物染色体末端的 DNA– 蛋白质复合物，它特殊的 DNA 序列和结构能够保护染色体，具有防止其降解、末端融合和重组等功能。端粒酶是一种核蛋白逆转录酶，端粒酶缺乏会导致端粒末端进行性的缩短，最终引起线粒体的不稳定或衰老。端粒—端粒酶系统的稳定对维持基因组稳定性和完整性有非常重要的作用，与人类的癌症发生和衰老有密切关系。研究发现端粒酶可能在骨质疏松的发生发展中，特别在成骨细胞和破骨细胞的凋亡中起重要的作用，调节成骨细胞、破骨细胞端粒酶有可能是调控骨重建的作用靶点之一。

五、增强肌肉、骨骼功能防治骨质疏松的作用与机制

运动锻炼、营养、药物能增强肌肉、骨骼功能，对防治骨质疏松有重要作用。

（一）运动锻炼对骨质疏松的作用

1. 不同肌肉、骨骼运动锻炼方式对骨质疏松的防治效果

有氧锻炼：有氧锻炼是最适合骨质疏松人群的锻炼方式之一，常见的方法包括慢跑、爬楼梯、踏步锻炼和走步等。通过测量骨密度和骨矿含量来评估有氧锻炼的效果。尽管有氧锻炼非常适合骨质疏松人群，但是总体结论目前还存在争议，这可能和不同研究中使用的运动方案不同有关。

阻力和力量锻炼：由于骨质疏松人群通常合并退变疾病，例如，关节炎、腰

椎间盘突出、椎体骨折等，因此阻力和力量锻炼并不总是适合该人群，但是阻力和力量训练通常对骨代谢有更好的锻炼效果。文献表明，采用这种锻炼方法可以维持或者改善骨质疏松人群的骨密度，高强度低重复次数的锻炼效果要优于低强度高重复次数。尽管目前不同的临床研究结果不尽相同，但这些研究的结果都倾向于阻力和力量锻炼有益于骨代谢。

多模式锻炼：多模式锻炼的方式同样也是非常适合骨质疏松或者骨量减少人群的有效方法之一，可以降低跌倒的风险、增强肌肉力量、改善平衡能力、降低骨折发生的危险性、改善骨密度。多模式锻炼可以保持良好的身体状态，延缓增龄导致的老年功能退化问题。

全身振动训练：全身振动训练是一种安全的锻炼身体的方法，需要借助特殊的仪器并且在身体保持静态的情况下锻炼。文献中有大量的研究全身振动训练对骨质疏松的影响进行的报道。全身振动有利于提高老年人腿部肌肉的力量，可以改善身体状况，如缓解下腰痛、改善腰椎和股骨颈的骨密度。目前，振动训练被认为是治疗骨质疏松的药物和饮食疗法以外的补充方案。

水中锻炼：游泳锻炼对于骨密度的影响和对照组相似，但是其骨转换比对照组更快，因此游泳者有更好的骨结构、更强的骨骼，进而可以降低跌倒发生的次数、改善神经肌肉功能、增加血液中PINP、降低CTX。

2. 不同类型肌肉、骨骼运动锻炼对骨质疏松的作用

全身振动训练被认为是一种最安全的锻炼方法，因为在锻炼时受试者一般处于坐位或者站立位的静止状态，适合于大多数骨质疏松人群，可自由调节锻炼的强度和重复次数。有氧锻炼可在室外或室内进行，可以改善全身状况，包括心肺功能、平衡能力、预防跌倒，强度可自行掌握，循序进行，同样适合于大多数骨质疏松人群。阻力和力量训练适合于身体状况相对较好的骨质疏松人群，尽管其锻炼效果要显著优于其他锻炼方式，但是其强度较高，限制了部分人群的开展。多模式锻炼是各种锻炼方法的结合和有效统一，方式多种多样，可以结合自身特点展开。其他锻炼方法如太极、体操等都有一定的益处。可以说，各种锻炼方法对于骨质疏松的防治都是有益处的，应结合自身的身体状况，采取最适合的方案。

3. 肌肉、骨骼运动锻炼处方的制定

运动前评估：全身状况和用药情况，合并的内科疾患以及是否存在禁忌情况；

骨折风险评估包括性别、年龄、既往骨折史、激素、骨密度等；跌倒风险包括过去一年内 2 次以上的跌倒史，步态或者平衡功能障碍；身体状况评估包括肢体功能和疼痛，下肢肌肉力量强度、持久力、反射状况和有氧能力；直立时的身体姿势，包括驼背等；开展锻炼的有利和不利条件，包括目前的锻炼水平、时间、疼痛和自身的喜好等。

总体目标包括预防跌倒、安全有效、延缓骨量丢失。

每周 ≥ 5 d，每天 ≥ 30 min（共 150 min）的中等强度锻炼或者 20 ~ 60 min 每周 ≥ 3 天（共 75 min）的高强度锻炼，每组 10 min 以上时间；对于平衡功能障碍或者容易跌倒的人群每周 ≥ 2 次的改善平衡和预防跌倒的练习；每周 ≥ 2 d 的主要肌群的力量锻炼；轻度的锻炼适合于高龄人群或者以前是静态生活为主的人群。

（二）运动锻炼防治骨质疏松的机制

1. 机械应力对骨骼的刺激作用

骨骼的改建过程遵循 wolff 定律，机械应力减少、骨骼的刺激减少会导致骨量下降，而机械应力的增加则会促进骨形成。骨改建过程主要发生在骨骼表面，对于拥有较大表面积的松质骨，骨重建的速度要快于皮质骨，因此松质骨对于机械应力的刺激要比皮质骨更加敏感。Frost 首先定义了骨骼生物学中的两个基本过程，即改建（modeling）与重建（remodeling）。骨改建是指骨骼改变它的形态以适应其负载环境的过程；重建是指骨骼被吸收或在原位被新骨取代的过程。应力有压应力、拉应力、弯曲应力、扭转应力及剪切应力等不同的形式。骨骼中的细胞能够感受到这些应力的作用，并通过传导及自身的加工整合，将力学信号最终转变为骨骼的改建或重建，也就是骨骼本身的结构变化。成骨细胞、骨细胞和骨衬细胞都是骨骼组织内的力学敏感细胞，最典型的细胞反应是前列腺素族（prostaglandins，PGs）和一氧化氮（Nitrogen Oxide，NO）分泌的变化。骨骼是一个充满液体的多孔基质，由皮质骨包绕着松质骨，当外部应力施加于骨骼时，骨骼内每一个结构单位内都承受压力，并且能够产生压力的阶梯变化，液体就从压力高的地方流向压力低的地方，这样骨细胞就承受剪切应力变化而产生电化学反应，同样液体的流动可以带来能量物质并带走代谢产物，机械应力也可以产生信号传导通路的变化。

2. 肌肉、骨骼运动诱导激素的变化对骨代谢的影响

骨代谢的生化指标反映了机体骨骼骨吸收和骨形成的特点，可以帮助我们了解运动锻炼对于骨骼代谢的影响。体育锻炼对骨形成具有一定的影响，可以通过微管网状结构的体液转移刺激骨细胞，进而骨细胞通过特殊的信号分子影响成骨细胞和破骨细胞的功能。骨代谢受到多种因子的影响，特别是 RANKL 和 OPG 细胞因子的影响，也包括其他炎性细胞因子、生长因子、骨形态发生蛋白 BMPs、转移生长因子 TGFs、前列腺素、集落刺激因子和白介素等。RANKL 是骨吸收的最重要的刺激因子，由成骨细胞、淋巴细胞和骨髓细胞产生，通过和破骨细胞前体细胞表面的 RANK 配体结合发挥作用，而骨保护素 OPG 可以阻断 RANKL 和 RANK 的结合而抑制破骨细胞分化。碱性磷酸酶 ALP 是骨形成的特殊指标，存在于成骨细胞的表面，在类骨质形成和矿化过程中发挥重要作用。I 型胶原交联末端肽包括 CTX 和 NTX，CTX 是破骨细胞介导的胶原降解的最敏感和最特异的指标。骨细胞在骨重建的晚期过程中发挥重要作用，主要通过骨硬化蛋白发挥抑制骨细胞活性促进骨细胞凋亡作用。研究表明阻力训练可以降低血浆 CTX 水平，但行走对 CTX 没有影响。

太极锻炼可以增加血清 PTH 水平。振动锻炼可以增加血清生长激素和睾酮的水平。

3. 肌肉、骨骼运动对骨代谢信号通路的调节作用

骨保护蛋白、核因子 KB 受体活化因子及其配体骨代谢信号通路是对应力敏感的通路之一。体育锻炼可以上调 OPG 表达，抑制 RANKL 分泌，有助于骨形成，而过度体育锻炼则上调 RANKL 表达，下调 OPG 表达，破骨细胞活性增强，促进骨吸收，负向调节骨代谢平衡。肌肉组织在局部可产生生长因子，例如 IGF 和 IGF 结合蛋白 5 可以对骨骼起到促进合成作用[1]。

4. 肌肉、骨骼运动对青少年骨峰值量积累的促进作用

生活方式的不同可以影响 20% ~ 40% 的成人峰值骨量，对大多数青春期儿童的研究显示，锻炼可以增加全身、腰椎和髋部的骨矿含量，这些研究采用的锻炼方法包括体育活动、游戏、跳舞和高强度的体育活动，例如，弹跳、跳跃等，

---

[1] 黄宏兴，吴青，李跃华，等. 肌肉、骨骼与骨质疏松专家共识 [J]. 中国骨质疏松杂志，2016，22（10）：1221-1229+1236.

而青春期后的锻炼效果有所折扣，一项长达 12 年的随访研究显示，从儿童到青少年期体育活动可以增加 10% ~ 16% 髋部 BMC 和 8% 的髋部 BMD。其他研究也得到了类似的结论，因此在儿童到青少年期推荐进行高强度的锻炼以增强峰值骨量。

（三）营养与药物对骨质疏松的作用

富含钙、低盐和适量蛋白质的均衡膳食，适当户外活动和光照，有助于骨健康的体育锻炼和康复治疗，避免嗜烟、酗酒，慎用影响骨代谢的药物，以利于防治骨质疏松。

钙剂：成人每日钙剂摄入量建议 800 mg，绝经后妇女和老年人群建议 1000 mg。

维生素 D：成人每日推荐 200 U/d，老年人推荐 400 ~ 800 U/d。

双磷酸盐：适用于绝经后骨质疏松症、老年性骨质疏松症和糖皮质激素性骨质疏松症。

降钙素类：鲑鱼降钙素用于绝经后骨质疏松症，可以有效缓解疼痛，鼻喷 200 IU/d。

雌激素类：适用于 60 岁以前的绝经和绝经后妇女。

甲状旁腺素：男性和女性的严重骨质疏松症，定期检测血钙，用药不超过 2 年。

选择性雌激素受体调节剂：抑制骨吸收，但不影响乳腺和子宫。

锶盐：适用于绝经后骨质疏松症。

中成药：主要由补肾健脾活血类中药组方，如骨疏康胶囊 / 颗粒等。

第三节　健康骨骼分步计划

通过制订并遵守一项具体的维护健康骨骼分步行动计划，预防骨丢失和维持骨骼结构和功能的完整性，从而避免骨质疏松性骨折。这些自助措施专门针对没有骨质疏松症的人，因为这些措施的实施无疑会降低患此病的风险。但是，该计划的成功有一个绝对的条件——也是必要的条件——个人必须具有开始的意志力和坚持的毅力。

一、富含钙的饮食

钙是预防和治疗骨质疏松症最重要的矿物质。成年人体内的钙含量超过1 kg，其中99%来自骨骼。总骨量的1/5是钙。

（1）预防骨质疏松症始于儿童时期。研究人员 M.Drugay 将骨质疏松症定义为"导致老年病的儿科疾病"。随着骨骼的形成和增长，约需要 25 年富含钙的饮食，需为达到峰值骨骼质量所需的构造要素提供补充。在此期间，每千克体重，儿童和年轻人对钙的需求量约是成人的 4 倍，这意味着根据年龄每天应摄入500 ~ 1000 mg 的钙。

（2）即使是对体重敏感的青少年，也可以通过低脂牛奶、奶酪和酸奶、面包和富含钙的饮料（如果汁）等为主的每天一顿富含钙的低脂饮食来实现这一目标。仅仅一大杯酸奶就可以提供其每日钙需求量的近 1/3。一项临床实验表明，中青年时期才是骨形成的关键时期，该研究还发现，到 16 岁时，年轻女性已达到其母亲绝经前骨密度的 95%。

（3）妊娠和哺乳期对钙的需求特别高，每天为 1200 ~ 1500 mg。

（4）绝经期后，骨骼丢失显著增加，此时开始"补骨意识"的饮食还为时不晚。

临床实验表明，80%的绝经后女性每天需要在食物中摄取 800 mg 以上的钙，但在吸收增加的围绝经时期，每日单次剂量钙摄入量不应超过 500 mg，因此每日剂量应根据需要用足量水分次服用。

（5）睡前服用一剂可弥补夜间从骨骼中吸收的钙。

（6）钙应在进餐时服用。维生素 C 及少量的脂肪和蛋白质与片剂一起服用还可以改善肠道吸收。

（7）富含纤维和脂肪的食物会抑制钙吸收。

（8）钙与铁结合可形成不溶性化合物，不应在一起服用，否则会流失到体内。对于服用铁补充剂的患者尤为重要。

其他有用的矿物质：许多对钙和其他活性所必需的矿物质包括镁、硼、铜、锰、锌、硅、锶、氟化物和磷。它们对于骨骼的正常生长也是必不可少的，并且在骨骼代谢和周转中起重要作用。

最佳饮食方法就是多种饮食的平衡，否则单一矿物质摄入过多会对人体有害。

镁对骨骼健康尤其重要。其功能概要如：①激活成骨细胞；②增加矿化密度；

③激活维生素 D；④增强骨组织对 PTH 和活性维生素 D 的敏感性；⑤促进钙进出骨骼的运输；⑥镁对预防疼痛的肌肉痉挛非常有效。

约 60% 的镁存储在骨骼中，其余的则存储在肌肉和其他组织中。建议剂量为每日 300 ~ 500 mg，钙镁比例为 2∶1。由于高剂量的镁可能引起腹泻，因此最好分次服用一天的剂量。但是，几乎没有证据表明一般人群需要镁来预防骨质疏松症。

考虑上述建议时，必须充分注意年龄，尤其是年轻人和老年人，因为他们的生理功能和营养需求不同。此外，种族 / 族裔与饮食之间的相互作用也已在不同区域骨密度研究中得到了证明（如非洲裔、西班牙裔和亚裔美国人），这同样也在美国白种人和华裔美国人群中被证实。但是，关于种族与饮食之间相互作用的研究仍在进行中，尚待结果。

二、确保充足的维生素供应

维生素 D 通过改善肠道对钙和磷酸盐的吸收，以及刺激骨的成熟和矿化来促进骨骼形成。健康的骨骼每天需要 1000 ~ 2000 IU 的补充。个人每天需要进行 15 分钟的日光浴，通过皮肤产生等量的维生素 D。但是对于当今生活条件下的大多数人来说，这不是一个实用的选择。另外，过度暴露于阳光下有导致皮肤癌的可能。

老年人将阳光转化为维生素 D 的比例仅为年轻人的 1/2。每天随餐服用片剂形式的维生素 D（摄入量为 800 ~ 1000 IU）是合理且具有成本效益的。任何人群中的不同群体维生素 D 摄入量可能不足，并且最近的研究强调，维生素 D 缺乏症与地理位置、年龄、性别无关，可以被认为是一种普遍的流行病。要注意服用补充剂。

维生素 C 是骨骼健康中另一个相对较新的角色，胶原蛋白（交联）的成熟需要它，它刺激成骨细胞并改善钙的吸收。

每人每天最少需要 60 mg 维生素 C，才足以预防坏血病，但不足以获取所有可能的益处。

最好的来源是柑橘类水果。理想情况下，每天应服用 1000 mg 抗坏血酸钙。流行病学研究表明维生素 C 与骨量之间存在正相关关系。维生素 C 与免疫学之间也有联系，如其对感染（如普通感冒）的有益作用已被证明。

维生素 K 现在被认为是一种"新的"造骨维生素。尽管其因在凝血方面的作用而广为人知，它也在骨钙素（一种成骨的组成部分）的合成中起着重要作用。维生素 K 介导钙与蛋白质的结合，从而将其结合到骨基质形成过程中的羟磷灰石晶体中。骨折愈合也需要维生素 K。

研究表明，高摄入和高水平的血清维生素 K 女性倾向于具有较高的骨密度，据报道，骨折患者血清维生素 K 水平较低。膳食中每天需要 100～300 mg 维生素 K。它是由正常的肠道细菌（甲萘醌）产生的。深绿色蔬菜（如菠菜或西蓝花）中也含有大量的维生素 K（叶绿醌）。由于其是脂溶性维生素，因此，食用含少量脂肪或油的富含维生素 K 的食物对骨骼会很有帮助。

镁和维生素 K 等其他营养物质对骨骼健康也很重要。因此应确保饮食中包含骨骼健康所需的所有物质。

维生素 A 是脂溶性维生素，可以被人体储存。它影响骨细胞的发育。建议的每日补给量为 5000IU。

维生素 B_{12} 和叶酸是形成和维持健康骨骼所必需的。维生素 B_{12} 可以保护骨骼免受高半胱氨酸的影响，维生素 B_{12} 的水平会随着年龄的增长而降低。建议维生素 B_{12} 的每日剂量为 1 mg。

硼等其他元素对于骨骼健康也很重要，需要均衡饮食，食用富含这些元素的水果和蔬菜。

蛋白质的重要性和摄入蛋白质的质量也不应忽略，因为它们对于获得优质骨骼至关重要。

三、在日常生活中保护脊柱

胸椎和腰椎主要由骨松质组成，因此极易骨折，这是由骨小梁减少而体重不减轻的综合作用所致。骨质疏松症通常引起椎骨的上、下终板塌陷，并突出到椎体内。当骨密度显示出骨质疏松时，应调整日常生活以确保对脊柱和髋关节的保护。

（1）直立活动。工作台的高度应适合工人的身高，以保持直立姿势。

（2）坐着时的活动。椅子的背部应在椅子座位上方 12～15 cm 处为脊柱提供支撑。脊柱不应弯曲（有楔形骨折危险）。一个人不能长时间位于坐姿，而应定时站起来，伸展并四处走动。

（3）抬起和搬运重物。不要弯腰和直腿。这可能损坏腰椎间盘并引起椎体压缩。宁可弯曲膝盖搬起重物，期间保持脊椎伸直。这尤其适用于重物，如饮料纸箱。

（4）家务劳动。在日常家庭活动中应避免弯曲脊柱，最好屈膝或蹲下。

（5）躺下睡觉。应避免使用柔软的床垫，但建议在硬质框架上使用柔韧的床垫，因为这样可以均匀支撑整个身体。还建议使用一个小的扁平枕头，以便为头部和颈部提供支撑。

发生骨折不是必然。预防骨折永远不要太迟。

四、规律地进行体育锻炼

随着年龄的增长，轴向肌肉力量持续而显著降低。90 岁时的最低肌肉力量与 8 岁时的最高肌肉力量相比，男性的肌肉力量峰值下降多达 64%，而女性则损失了 50%。运动可以增强骨骼、肌肉和关节。锻炼还具有改善柔韧性和平衡性的好处，因此具有积极作用，如减少老年人跌倒和骨折的次数。

必须更多地重视锻炼对骨质疏松症患者或已骨折患者的作用。研究表明，髋部骨折后患者的康复经常不足。通常，这些患者不愿参加运动计划，因为他们可能感到疼痛或害怕其他部位骨折。必须改变这种态度，以利于患者康复并防止其他并发症的发生。此外，任何活动的回避都将加剧骨量流失。

卧床时骨头迅速失去骨量，研究表明，卧床后骨小梁的丢失速度每周约 1%，骨皮质每月约 1%。骨量的恢复比骨量丢失要慢得多：骨小梁每月约增加 1%。因此，锻炼计划应增加进行日常活动的能力，同时最大限度地降低跌倒或继发骨折的风险。有椎骨骨折的患者应避免向椎体施加前负荷的活动，如弯腰运动。但是，研究表明，进行背伸肌强化锻炼的患者发生骨折的概率小得多。

对于有骨关节炎或相关疾病的患者，或者曾经久坐和体弱的老年患者，医师应建议理疗师给患者制订强度适度的运动计划并进行适当的运动技术指导。开始运动计划之前，有心血管疾病的患者需要进行心脏咨询以评估风险。综上所述，在以后的生活中，锻炼对预防和减少骨质脆性至关重要。与久坐不动的人相比，体育锻炼和运动对骨骼强度及肌肉力量和平衡的有利影响显然可以使参加定期体育锻炼的人的髋部骨折风险降低 20%～70%。

甚至在已经属于高风险类别的骨量减少女性中也证明了运动对跌倒和骨折的积极作用。脆性骨折的一级预防重点应从儿童期开始并持续一生地进行常规负重（高强度）活动。

对低骨量和高跌倒风险的老年患者的管理包括改善平衡、下肢力量、姿势和步态的低冲击运动。这方面，建议进行快步走、越野行走、上楼和下楼爬梯、跳舞、改良网球运动和成人体操。在跌倒风险高的老年人中，步态稳定装置和外部髋部保护器是预防跌倒和骨折的措施清单中有用的补充。此外，不要忘了运动训练对健康有普遍的有益影响，如使绝经后女性的氧化应激水平降低。运动训练对绝经后女性的激素替代治疗（HRT）行为也有积极影响（即使今天使用小剂量）。

五、请勿吸烟

从字面上最真实的意义上讲，每位吸烟者都有能力停止吸烟，从而将骨质疏松症的风险降低50%。与不吸烟者相比，吸烟者患髋部骨折的风险几乎高2倍。多达20%的髋部骨折归因于吸烟。每天吸烟一包的女性比不吸烟的女性绝经时的矿物质骨密度低10%。研究表明，吸烟者比不吸烟者更早、更频繁地遭受椎骨骨折，以及骨折愈合延迟或延长（或两者兼而有之）。吸烟者比不吸烟者更早绝经1~2年。

吸烟会对骨骼产生许多有害的影响：①减少女性体内雌激素的产生；②增加肝脏中雌激素的分解；③减少男性睾丸激素的产生；③减少肾上腺雄激素转化为雌激素；④通过多种有毒物质损害骨骼和骨细胞；⑤通过骨骼和骨髓循环减少血液流动；⑥影响肺功能并导致氧气吸收减少；⑦产生自由基。

一些专家认为，吸烟的抗雌激素作用足以抵消绝经期雌激素治疗的作用。

在男性中，吸烟会导致睾丸激素水平显著降低（在女性中也是），从而导致矿物质骨密度降低、骨流失加速。这种损失主要发生在骨小梁中，尤其是脊柱的椎体中。此外，香烟中藏有对骨骼有害的高浓度物质，如镉、铅和其他有毒物质等。应该指出的是，有许多成功的计划和策略可用来帮助人们戒烟，但是如果没有强大的自制力或禁烟的愿望，任何一项计划都无法成功。

六、减少营养的"骨强盗"

食物中有些物质需要钙才能进行新陈代谢、中和与消除。这些物质通常不被认为具有破坏性，因此无法避免，这使它们能够从骨骼中吸收钙，从而增加未观察到的骨骼损失。"骨强盗"包括以下几种：

（1）酒精（乙醇）高摄入量。其会抑制骨骼重要组成部分的吸收并损害肝脏，肝脏是激活维生素D所必需的器官。此外，明显的肝硬化也会通过减少胆汁量而引起吸收不良，酒精还会直接损害骨骼细胞。许多男性酗酒者患有雄激素缺乏症，进而加剧了骨质疏松症。酒精对未成熟的骨骼也有负面影响。相反，已证明少量酒精（每天喝一杯）对老年女性的骨骼具有有益作用。

（2）咖啡因和其他可能有害的饮料。咖啡因可作为利尿剂引起尿中钙和镁的排泄增加。钙摄入量低的人尤其容易遭受这种损失。谨慎的做法是避免每天摄入过量（＞4杯），但是出于某种原因而不能限制咖啡摄入量的患者，建议在每杯咖啡饮用后喝一杯牛奶以恢复钙平衡。磷酸盐是可乐饮料中的罪魁祸首，因为高含量的磷酸盐会结合肠道中的钙，从而降低其吸收。许多药物，包括阿司匹林和其他镇痛药、减肥药和利尿剂，也都含有咖啡因。茶（尽管也是含咖啡因的饮料）与股骨颈骨折的减少有关，可能是因为茶中含有类黄酮。

（3）糖。在过去100年中，糖的消费量增加了1000倍。碳水化合物摄入量的来源约50%是糖。此外，糖在体内的代谢要利用维生素，这就增加了肾脏对钙、镁和其他矿物质等有价值物质的排泄。此外，糖还能抑制肠中钙的吸收，并刺激胃酸的分泌，因此其是另一种"骨强盗"。尤其是咖啡和糖的混合物，如非常甜的黑浓咖啡或可口可乐等"软饮料"，是名副其实的"骨头吞食者"。减少糖和甜食的摄入，将使整个生命变得"甜蜜"。

（4）盐。长期以来，盐摄入量高与高血压及其相关疾病的风险增加有关。与血压正常的患者相反，高血压患者尿中钙的流失较高，因此伴有骨质疏松症的风险。另外，有些人似乎比其他人对盐的影响更敏感。建议钠摄入量少于2400 mg/d。每增加500 mg的盐会使骨骼中流失10 mg的钙，因为钠与钙竞争在肾小管中的重吸收。最新研究表明，限制食盐摄入与降低骨质疏松症的风险直接相关。钠/钙联合：盐的摄入量在决定血压和骨密度方面起重要作用。

（5）蛋白质。酸，尤其是磷酸和硫酸是在蛋白质的代谢和分解过程中产生的。这些酸必须先与钙结合中和（缓冲），才能被肾脏清除。否则，身体将被"酸化"。在消化过程中，肉类的蛋白质比鱼类、豆类、坚果和种子的蛋白质酸性更高，因为它们由不同的氨基酸和不同种类的脂肪酸组成。当蛋白质摄入量高而钙的摄入量低时，就会产生"钙负平衡"，并且所需的钙会从骨骼中转移出来。避免过量摄入蛋白质（＞60 g/d）将改善钙平衡和整体健康状况。因纽特人对动物蛋白的摄入量高、钙的摄入量低，其骨骼损失比欧洲人骨骼损失多20%。素食者动物蛋白的消耗量低，钙平衡始终保持正值，稳定骨骼。

（6）磷酸盐。与钙结合，可产生强结晶性物质，增强牙齿和骨头的硬度。理想情况下，一份磷酸盐应与一份钙结合。反过来，这会触发 PTH 的分泌，通过动员骨骼中的钙和镁来中和过量的磷酸盐。我们的饮食中所含的磷酸盐远远超出了身体所需。肉制品、软饮料及许多现成的"即食"和"快餐"均含有大量的磷酸盐，应相应限制其摄入量。

（7）脂质。在吸收到血液中之前，钙先溶解在酸性胃液中并与脂质结合。钙仅能以这种形式被胃黏膜吸收并进入循环系统。但是，如果脂肪过多，则会产生相反的效果，即钙和镁会丢失，骨量也会丢失。

第四节　身体活动和锻炼计划

为了使骨骼受益，锻炼必须是负重的，并进行专门训练以增强肌肉。负重运动是骨骼必须抵抗重力支撑身体重量的任何类型的运动。最有效的活动是那些挑战重力的活动，如攀爬、步行、慢跑、跑步、排球、篮球。对于预防骨质疏松症和治疗骨质疏松症来说，持续运动，特别是高强度负荷的重要性，怎么强调都不为过。

一、肌肉、骨骼单元和肌少症

目前，全球都公认肌少症是肌肉、骨骼单元的一个重要疾病，会带来一系列的问题。肌少症是与年龄有关的骨骼肌质量的丧失，伴随着肌肉力量的减少，体育活动减少，随着年龄的增长，成为骨质疏松症和其他残疾的主要原因。肌少症是国际公认的人类衰老的主要特征。这种肌肉损失的机制仍在研究中，但是已经描述了不同方面和途径。这些包括生化方面，如肌球蛋白重链蛋白合成减少、激素和神经活动的变化、创伤后再生受损、氧化应激、线粒体异常和功能障碍，以及肌细胞凋亡和多核细胞中单核的凋亡。久坐的生活方式确实会影响端粒的长度，并可能加速衰老过程。所以至少有一个生理风险因素是可以控制的，站起来去做就行了。同样重要的是涉及炎症和其他细胞因子的内分泌免疫功能障碍。生活方式，如吸烟以及最重要的营养缺陷，如饮食中的蛋白质和维生素不足，尤其是维生素 D，维生素 D 不仅是钙稳态的主要调节剂，而且在骨骼肌中还参与蛋白质的合成和肌肉收缩的动力学。在临床上，维生素 D 缺乏症在许多国家的老年人中极为普遍，并与神经肌肉功能和骨质疏松症症状相关。

最近的研究强调了膳食补充剂（氨基酸和维生素，尤其是维生素 D）对肌肉质量和力量的积极作用。适度的热量限制和运动对骨骼肌起到积极作用，但研究表明，只有进行抗阻力运动后，肌肉质量才会增加。

在生化水平上涉及 β 肾上腺素的信号传导途径，并且已经表明，β 受体激动剂可增加肌肉质量，同时减少体内脂肪。对这种途径的进一步研究可以确定治疗目标，并指出在许多疾病中抵抗骨骼肌质量下降的新方法，包括内源性骨质疏松症，尤其是衰老的肌少症。

肌肉量较高的人得骨质疏松症的较少。

二、锻炼计划：预防和恢复

若没有跌倒造成的过大暴力，即使是脆弱的骨骼也可以很好地应付正常的生活。老年人跌倒引起的骨折已成为一个严重的问题，因此人们对寻找预防策略非常感兴趣。毫无疑问，经常运动是预防骨折的较好方法，它对骨骼强度和神经肌肉性能都有好处。在家里进行锻炼计划之前，应考虑各个方面。

（1）位置。家中合适的位置，这意味着要有足够的自由空间，没有家具或带有锋利边缘的设备，没有松散的地毯或光滑的表面。

（2）服装。使用舒适且非限制性的服装。

（3）时间。每个人都有自己的生物节律和每日时间表，因此每个人都应该为自己选择最合适的时间。

（4）陪伴。私人朋友或者公立机构指派的人可以是一个朋友，也可以是一群朋友，或是在许多国家中，监管机构指派或商业公司派遣的人。

（5）骨量流失的等级。当骨质疏松症已经存在时，根据骨密度测量或其他影像技术，应避免涉及突然或有力的运动和（或）对任何骨骼区域施加压力的运动。这些运动包括排球、壁球、慢跑、板球和其他。此外，当体育锻炼涉及弯曲脊柱时，尤其是在运动趋于不均匀时（向一侧倾斜更厉害时），必须格外小心。可能发生的日常活动实例包括使用洗衣机、烘干机和洗碗机，提起装满饮料的瓶子或其他容器的沉重的纸箱或盒子，在单侧手臂或肩膀上搬运重物，使用真空吸尘器时弯腰不均衡等。相反，散步、跳舞和打高尔夫球会促进骨骼形成，因此比较适合，而骑自行车、游泳和划船更适合于血管系统和肌肉，因为这些运动并不承受人体的重量。在开始任何培训计划之前，有严重骨质疏松症的患者必须就应该或不应该进行何种运动和培训咨询医师或授权的培训师。随着时间的推移，骨骼状态有所改善之后，也可以对此类建议进行修改。

三、训练计划的实施

有五个方面需要考虑。

（1）进行运动前的预热期，通常是 5～10 分钟，具体取决于身体状况。使用肩膀、臀部和膝盖关节缓慢移动。

（2）进行高强度活动的训练，如排球、篮球或垂直跳跃，但这些运动对已确定骨质疏松症的人来说很危险。

（3）训练力量（肌肉越强壮，对骨骼形成的刺激越强）。

（4）拉伸训练（避免受伤并提高柔韧性）。

（5）平衡训练（防止跌倒）。

所有这些都可以在四种姿势进行：站、坐、靠背仰卧和四肢仰卧。

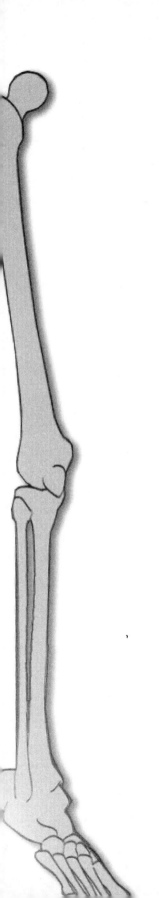

第二部分

高尿酸血症—痛风—痛风石全程干预策略

第七章 高尿酸血症的流行病学研究

第一节 尿酸作用的演变与高尿酸血症的诊断标准

一、尿酸作用的演变

大约在 1500 万年前，人类的尿酸氧化酶基因和启动子发生系列遗传突变。导致肝脏不能将尿酸降解为尿囊素排出体外，结果使人类比其他哺乳动物（大猩猩除外）的尿酸水平更高。非人类灵长目动物和原始人类血尿酸水平约为 2 ~ 4 mg/dl。有理论认为，这种突变体现了适者生存的优势，而人类在食物中维生素 C 和钠含量较低时，尿酸水平增高可能有三方面的作用：①神经刺激剂：尿酸与咖啡因、其他神经刺激剂具有相似的结构，尿酸氧化酶的突变可能在一定程度上使人类反应更敏捷、智力更高，体现人类的进化优势。②抗氧化剂：大多数动物在失去尿酸氧化酶功能前约 1500 万年至 3000 万年就不能生成内源性维生素 C。而尿酸具有维生素 C 的抗氧化功能，通过阻断脂质过氧化反应，保护人类免受氧化应激的伤害、DNA 和膜受损。③升高血压：人类从爬行到直立，脑供血相对不足。尿酸能升高血压，增加脑供血。但是，尿酸升高提供的生存优势在人类进入现代社会就失去了，而且可能成为现代人类发生某些疾病的原因。

二、高尿酸血症的诊断标准

血尿酸是黄嘌呤经过黄嘌呤脱氢酶和黄嘌呤氧化酶的降解最终形成的代谢产物。正常状态下，人体尿酸的产生和排泄基本保持着动态平衡，体内尿酸池为

1200 mg，每天产生尿酸 750 ~ 800 mg，排出约 500 ~ 1000 mg，其中 1/3 从肠道和胆道排泄，2/3 经肾脏排泄。一日尿酸产生与排泄的平衡失调，即尿酸生成增多和 / 或排泄减少，就可能导致血尿酸（uric acid，UA）水平增加，甚至发生高尿酸血症（hyperuricemia，HUA）。

血尿酸水平受多种因素影响，包括性别、年龄、饮食结构（高嘌呤食物如肉类、海鲜、动物内脏、浓的肉汤等）、生活方式（静坐）、某些药物（噻嗪类利尿剂、复方降压片、吡嗪酰胺、硝苯地平、普萘洛尔等）、各种全身疾病（肾脏疾病及高血压性肾血管疾病晚期等）、肾脏滤过功能、嘌呤代谢、尿酸合成酶的活性。

血尿酸的参考值范围因检测方法和受检测人群的年龄不同而有所差别，一般成年男性为 149 ~ 417μmol/L、女性为 89 ~ 357μmol/L，大于 60 岁的男性为 250 ~ 476μmol/L、女性为 190 ~ 434μmol/L，儿童血尿酸的参考值较低，在 180 ~ 300 μmol/L。当血尿酸超过 420μmol/L 时，已达到超饱和状态，此时血尿酸极易在组织内沉积而造成痛风。国际上将高尿酸血症的诊断标准定义为血尿酸水平男性高于 420μmol/L、女性高于 350μmol/L。

第二节　高尿酸血症的流行特征

无论是欧美国家还是亚洲各国，高尿酸血症（HUA）的患病率均呈逐年上升趋势。高尿酸血症患病率的高低受经济发展程度、环境、饮食习惯、种族、遗传等多种因素的影响，呈现一定特征。

一、年轻化趋势

随着年龄增长，尿酸水平逐渐增加，这可能与年龄越大、肾功能减退、尿酸排泄减少有关。但高尿酸血症的发病具有明显的年龄特征，以中年人为多见，且近年来有明显年轻化趋势。1998 年杜惠等研究人员调查上海居民的发病年龄显示，男性为 59.2 岁，女性为 65.3 岁。而陈晓云等研究人员于 2009 年调查云南大理城镇居民发现，男性 20 岁以后和女性 50 岁以后高尿酸血症患病率开始明显增加，平均发病年龄为 41.6 岁和 53.7 岁，男、女发病年龄明显提前，尤以男性为甚。女性发病年龄较男性晚，通常要到绝经期。

二、重男轻女

高尿酸血症有着明显的性别差异，即"重男轻女"，相同年龄段，男性血尿酸水平均明显高于女性，男性高尿酸血症患病率也明显高于女性。女性在青春期，由于雌激素促进肾脏对尿酸的清除作用，血尿酸值较低，发病年龄明显晚于男性。而且女性绝经期后雌激素水平明显降低，减少了肾脏对尿酸的清除率，血尿酸水平相应升高。男性比女性更易患高尿酸血症，但这种差异在女性绝经期前明显，在绝经后差异逐渐缩小。因此女性常在绝经后发病，与男女性体内性激素水平的差异有关。

三、遗传倾向

对高尿酸血症患者家族的研究发现，高尿酸血症有明显的家族聚集倾向。双亲有高尿酸血症者比单亲有高尿酸血症者病情重，前者从儿童时期即可发病，部分患者伴有染色体异常。产生家族聚集性的原因推测有两方面：一是环境因素，即同一家族成员的生活和饮食习惯相似；二是遗传因素，但高尿酸血症的遗传变异情况极大，可能是多基因遗传，特别是与嘌呤合成代谢和肾脏排泄尿酸过程中，某些酶基因变异致酶活性改变，使血尿酸水平升高，导致高尿酸血症，包括磷酸核糖焦磷酸酰胺转移酶活性增加、次黄嘌呤鸟嘌呤磷酸核糖转移酶（HGPRT）活性降低或缺乏、5-磷酸核糖-1-焦磷酸（PRPP）合成酶（PRS）变异、黄嘌呤氧化酶（XO）活性增高和葡萄糖-6-磷酸酶缺乏等。

四、地区与种族

全球高尿酸血症的流行存在地区和种族差异。欧美发达地区高尿酸血症患病率较高。其中新西兰的毛利族、库克岛的 Pukapukans 族及印尼爪哇农村人高尿酸血症患病率高于当地其他种族人群，黑种人高尿酸血症患病率高于白种人。Andrew 等研究人员的流行病学调查结果显示，菲律宾人、萨摩亚人、毛利人和其他南太平洋人都易患高尿酸血症，或许与他们摄入大量的海洋食物和基因的缺陷有关，非裔美国人比欧裔美国人患高尿酸血症者更多。日本成年男性高尿酸血症患病率一般为 20%～25%。中国台湾人群高尿酸血症患病率升高较快，明显高于内地。我国多数流行病学研究发现，沿海地区高尿酸血症患病率高于内陆地区，可能与沿海地区经济较发达，生活水平及营养条件较好，又喜食海鲜、肉汤等高嘌呤、高蛋白食品有关。

第三节 影响血尿酸水平的相关因素

高尿酸血症常常无症状，其患病率比痛风高 10 倍。嘌呤存在于机体所有组织中，主要源于三个方面：饮食、核苷酸降解或新合成。当尿酸的生成增多或排出减少时，即可导致血尿酸水平增高或高尿酸血症。另外，药物和某些疾病也会导致血尿酸水平增高。常见的高尿酸血症原因如下。

一、生活方式

（一）饮食

进食过多高嘌呤、高蛋白食物与高尿酸血症或痛风有关。富含嘌呤的食物包括各类家禽，如猪、牛、羊、鸡、鸭、鹅等，以及动物内脏尤其是脑、肝和心等，某些海产品、豆类和浓的肉汤等。低嘌呤食物有精白米面、蛋类及制品、乳制品类、大部分水果、糖类及大部分蔬菜。另外，肉、禽类煮后弃汁也可降低嘌呤含量。前瞻性流行病学研究发现，血尿酸水平随着红肉和海产品摄入量的增加而增加，红肉和海鲜分别增加痛风 41% 的发生风险。另外，果糖虽然不是嘌呤，但它可加速腺（嘌呤核）苷酸的分解代谢，从而引起高尿酸血症。研究发现，食 5 个苹果后 6 小时内可引起血尿酸升高 35%。亚洲和欧美国家的尿酸水平和痛风发生率的差异可用摄入富含嘌呤的食物差异来解释。以大米和蔬菜为主食的传统亚洲饮食，嘌呤含量低，而欧美国家的人们摄入大量富含嘌呤的肉类和海产品等食物，很容易导致高尿酸血症和痛风，所以痛风也称为"富贵病""帝王病"。

（二）饮酒

酒精是比食物更重要的危险因素。血尿酸水平随着啤酒和酒精摄入量的增加而增加，多因素分析发现，日常饮酒中，每增加 10 克的酒精，痛风的发生风险增加 17%，但啤酒引起血尿酸升高的作用大于酒精，而饮用葡萄酒与高尿酸血症无关。其原因包括：①饮酒常伴食富含嘌呤的食物。②乙醇可刺激人体内酮体和乳酸合成增加，而两者均可竞争性抑制肾脏近曲小管分泌尿酸的功能。③酒中的乙醇可直接加快体内嘌呤合成的速度，增加尿酸生成。④某些酒类，尤其是啤酒，在发酵过程中可产生大量嘌呤，增加高尿酸血症和痛风发生风险。同时，啤酒中的鸟嘌呤核苷可通过肠道细菌转变为尿酸，过度饮用啤酒可加速肝脏对三磷酸腺苷的分解，增加尿酸的生成。⑤酒精引起脱水，从而导致血尿酸浓度增加。长期饮用威士忌类含铅的酒或使用铅制作的酒容器，因铅可明显抑制尿酸分泌，可使高尿酸血症和痛风的发生风险增加。另外，食用含糖的饮料也会引发高尿酸血症和痛风。

（三）运动

长期从事高强度专业训练的运动员，体内乳酸产生增加，而乳酸可抑制肾脏排泄尿酸的功能，使血尿酸水平升高，甚至引发痛风性关节炎。同时，过量运动和大量出汗使尿液浓缩，而且肌肉中嘌呤核苷酸会加速分解，导致尿酸浓度升高。

二、药物

某些药物可增加尿酸的生成或减少尿酸的清除，导致高尿酸血症和痛风。常见的药物包括利尿剂、小剂量乙酰水杨酸和器官移植常用药物等。

（一）利尿剂

噻嗪类和髓袢利尿剂通过竞争性抑制可减少肾小管分泌尿酸，同时在体液量减少时使近曲肾小管对尿酸盐的重吸收增加，导致高尿酸血症。这种作用为剂量依赖，高剂量双氢克尿噻（如 50 mg）可引起高尿酸血症，而低剂量如 12.5 mg 则没有此作用。

（二）小剂量乙酰水杨酸

乙酰水杨酸对肾脏处理尿酸的影响呈负向关系，大剂量乙酰水杨酸（＞3 g/d）促进肾脏排泄尿酸，中等剂量（1～2 g/d）不改变肾脏排泄尿酸功能，小剂量（75 mg/d）则抑制肾脏排泄尿酸能力的15%而导致血尿酸增高。

（三）器官移植常用药物

接受器官移植的患者约50%出现高尿酸血症，13%发作痛风，接受心脏移植患者高尿酸血症达81%，8%～12%发作痛风。器官移植患者常用免疫抑制剂如环孢霉素，约80%的器官移植患者在使用环孢霉素后会出现明显高尿酸血症（＞12 mg/dL）。而移植后数年，10%以上的患者发生严重的多关节受累的痛风。环孢霉素通过多种机制导致高尿酸血症，包括减少肾小管排泄尿酸，降低肾小球滤过率和药物致间质肾病。另外，接受器官移植的患者还常用抗生素，如乙胺丁醇、酮康唑、喷他脒，这些药都有引起高尿酸血症的作用。

三、疾病及其他危险因素

（一）肥胖

肥胖和高体重指数（BMI）是血尿酸水平增高和痛风发生的危险因素。肥胖者多有内分泌功能紊乱、雄激素和促肾上腺皮质激素水平低下或酮酸生成增加，可抑制尿酸排泄。同时，肥胖者往往摄入过多，嘌呤合成加速，导致尿酸生成增加。肥胖引起血尿酸增高的机制既包括尿酸生成增多，也包括尿酸排泄减少。因此，减轻体重可有效降低血尿酸水平。高尿酸血症与体重及 BMI 升高呈明显正相关，在校正年龄危险因素后，与 BMI 为 21.0 ～ 22.9 kg/ m² 相比，BMI 为 23.0 ～ 24.9 kg/ m² 者痛风发生的风险是前者的 1.4 倍，BMI 为 25.0 ～ 29.9 kg/ m² 是其 2.35 倍，BMI 为 30.0 ～ 34.9 kg/ m² 是其 3.26 倍，BMI 为 35 kg/ m² 及以上者是其 4.41 倍。

（二）血脂异常

高尿酸血症患者常合并血脂异常，尤其是甘油三酯异常，甚至在健康人群中也发现血尿酸水平与甘油三酯和胆固醇水平呈正相关，与高密度脂蛋白胆固醇呈负相关。高甘油三酯血症伴高尿酸血症者存在载脂蛋白 E 等位基因，介导肾脏对尿酸分泌减少，而升高的脂蛋白酶可能导致血尿酸的清除减少，推测甘油三酯可能是高尿酸血症常见的代谢影响因素。

（三）高血压

早在 1879 年，研究人员 Mohamed 就发现高血压与高尿酸血症间有明显关系。20 世纪 50 ～ 60 年代研究显示，高血压患者中高尿酸血症的患病率为 20% ～ 40%。高血压和高尿酸血症互为因果、相互促进。高血压患者因血压长期升高，可导致肾小球动脉硬化，肾小管因缺氧引起乳酸生成增加，而乳酸可竞争性抑制尿酸的排泄，使尿酸清除减少，引起高尿酸血症。研究发现，高血压患者的血尿酸水平及高尿酸血症的患病率高于血压正常者，而血清尿酸水平每增加 59.5μmol/L，发生高血压的相对危险度增加 23%。

（四）糖尿病

Ⅱ型糖尿病患者的血尿酸水平升高与伴随的多种心血管危险因素，如肥胖、血脂异常、高血压、冠心病、胰岛素抵抗、代谢综合征密切相关。其中胰岛素抵抗与高尿酸血症关系密切，是引起高尿酸血症的因素之一，可能机制包括：①胰岛素抵抗时，机体为维持正常血糖水平而代偿性分泌过多的胰岛素，而高水平的胰岛素和胰岛素前体物可刺激肾小管 Na-H 交换，增加日排泄的同时，使尿酸重吸收增加43%；②胰岛素抵抗增加肝脏的脂肪合成，导致嘌呤代谢紊乱，使血尿酸增高；③胰岛素抵抗状态下，糖酵解过程的中间产物向 5- 磷酸核糖及磷酸核糖焦磷酸转移，导致血尿酸生成增多，同时 3- 磷酸甘油积聚，使甘油三酯浓度增加。升高的尿酸反过来可能直接损害胰岛 β 细胞，影响胰岛素分泌而致糖尿病。

糖尿病早期因高血糖和高尿糖在肾近曲小管竞争，抑制尿酸的重吸收，使尿酸排泄增加。随着病情进展，糖、脂肪、蛋白质代谢紊乱，肾糖阈下降，尿酸的清除率下降，以及持续的高血糖损害肾功能，导致尿酸排泄减少、血尿酸上升。并发酮症时，有机酸产生过多，与尿酸竞争分泌，从而进一步提高尿酸水平。尿酸生成增加和清除率下降，是糖尿病并发高尿酸血症的原因之一。

四、其他因素

（一）社会地位与教育程度

高尿酸血症和痛风自古以来多见于欧洲和北美等经济发达国家，是较高社会阶层的疾病，如知识阶层、富豪阶层。但随着经济的发展，城乡差别及脑力、体力劳动区别逐渐缩小，高尿酸血症和痛风在不同社会阶层的差别也逐渐缩小。

（二）职业

静坐为主职业者与体力劳动者血尿酸水平有很大差异。曹利君等研究人员调查了浙江宁波镇海地区机关事业单位人员血尿酸水平及高尿酸血症患病率，并与同地区常住农村的居民高尿酸血症患病率比较。结果发现，机关事业单位职工男女高尿酸血症患病率分别为26.17%和8.52%，而农村居民分别为12.58%和6.97%。

高尿酸血症是尿酸合成增加和 / 或尿酸排泄减少引起的一种代谢性疾病，不仅是急性关节炎、痛风石、肾结石和尿酸性肾病最重要的生化基础，而且与多种传统血管疾病的危险因素（如高龄、男性、肥胖、脂代谢紊乱、酗酒等）并存，同时与多种血管疾病，如中风、冠心病、高血压、糖尿病、心功能衰竭、慢性肾脏疾病等密切相关，严重威胁人类健康。高尿酸血症发病率和患病率在全球呈上升趋势，大量前瞻性流行病学研究及系统评价和 Meta 分析 (Meta-analysis

是用于比较和综合针对同一科学问题研究结果的统计学方法，其结论是否有意义取决于纳入研究的质量，常用于系统综述中的定量合并分析）发现，高尿酸血症是多种血管疾病的独立危险因素，其在疾病发生和预后中的作用应引起广大医务工作者的足够重视，有必要开展大样本、高质量、长随访的临床试验，以证实降低尿酸水平在预防和治疗相关血管疾病中的临床价值，为高尿酸血症的合理处理提供科学依据。

第八章　高尿酸血症与痛风

第一节　高尿酸血症与痛风的诊断

一、高尿酸血症与痛风的诊断标准及诊断方法

（一）诊断标准

血尿酸测定是诊断高尿酸血症与痛风的先决条件。大多数的实验室测定血尿酸水平一般采用尿酸氧化酶法。若已用排尿酸药或肾上腺糖皮质激素，则血清尿酸含量可以不高，缓解期间可以正常。

痛风是一组异质性疾病，由遗传性和（或）获得性引起的尿酸排泄减少和（或）嘌呤代谢障碍，其临床特点为高尿酸血症及尿酸盐结晶沉积所引起的特征性急性关节炎反复发作、痛风石沉积、痛风性慢性关节炎和关节畸形及功能障碍，常累及肾脏引起慢性间质性肾炎和尿酸肾结石形成。关于痛风诊断国内尚无统一标准。临床上，习惯应用以下两条简化的痛风诊断标准。

（1）关节滑液中有尿酸结晶或组织中有尿酸盐沉积；

（2）下列4条中有2条以上：第一，四肢关节肿痛发作至少2次（突然严重的发作，中间有1到2个星期的完全临床缓解期）；第二，明确的痛风足（典型的发作，累及大脚趾）；第三，痛风石（痛风结节肿）；第四，对秋水仙碱治疗反应好，正规治疗48小时以内炎症明显减轻。

此标准临床较为实用。其中（1）、（2）两条中有一条即可确诊。第（1）条为"金标准"，但须抽取病变关节滑囊液或行病变组织活检，有条件的实验室才能进行。

第（2）条是通过发病的急性期、缓解期的临床表现及治疗效果来判断的，适用于广大基层临床医院，更加简便、实用，4项中有2项以上（包括2项）就可确诊。不同年龄、性别均可按上述标准判断。

（二）诊断方法

血尿酸超过一定水平，即为高尿酸血症（尿酸氧化酶法，男性 $> 420\ \mu mol/L$（7.0 mg/dL），女性 $> 360\ \mu mol/L$（6 mg/dL）可确定高尿酸血症），而痛风则为在高尿酸血症的基础上，尿酸盐结晶在关节、肾脏、皮下等组织、器官沉积，并引起特异性的炎症反应、形成结石等，但与单纯性高尿酸血症相比，其发病率要低得多。对于各种肾脏疾病、糖尿病、高脂血症、心脑血管疾病、各种肿瘤等患者应常规检查血尿酸。笔者曾会诊一位血尿酸极高的病例（2000 ～ 3000 μmol/L），最后确诊是胰腺癌。临床上对生化检查发现血尿酸增高的病人，应详细询问、仔细检查、全面分析，以便明确血尿酸升高的原因。

对高尿酸血症及痛风可按以下步骤进行分析，以明确高尿酸血症的病因。

1. 基本诊断步骤

（1）询问病史

第一，高尿酸血症的病因——有无痛风、高尿酸血症、高血压病、糖尿病、高脂血症、肥胖的病史及家族史；有无高嘌呤饮食及过量饮酒；是否长期服用噻嗪类利尿剂、吡嗪酰胺等药物；有无肾功能不全、血液病等导致血尿酸升高的疾病；是否进行肿瘤化疗。

第二，有无足部急性单关节炎发作；是否为拇趾趾关节典型部位；局部是否有红、肿、热、痛；秋水仙碱能否迅速控制发作。

第三，有无肾结石；有无慢性尿路感染史。

（2）体格检查

第一，身高、体重、血压。根据 BMI（体重指数）= 体重（kg）/ 身高（m）^{2} 以及测量腰臀比来判断是否肥胖。而以肥胖、原发性高血压、Ⅱ型糖尿病、高脂血症、高凝血症、高胰岛素血症为特征的代谢综合征常与痛风伴发。痛风和高尿酸血症可为代谢综合征的一个表现。

第二，有无多血质或贫血、淋巴结肿大、肝脾肿大，这些往往提示有无血液系统疾患导致的继发性痛风。

第三，关节附近及耳轮有无痛风结节。

（3）实验室检查

除多次血尿酸测定外，下列检查亦为必备项目：

第一，血常规中有无 WBC 异常、有无 RBC 增多。尿常规中有无 WBC，有无管型、蛋白等，尿沉渣应做尿酸结晶检查。

第二，血糖、糖化血红蛋白（HbAlc）、血脂、血尿酸的测定，必要时应做口服葡萄糖耐量试验（OGTT）。ALT、AsT、LDH 等酶的异常可能提示与肝损有关的中毒或先天性疾病。

第三，24 小时尿尿酸定量。

第四，心电图、超声心动图及有关心功能检查。对于可导致继发性痛风的先心、肺心病等可有相应变化。

第五，X 线检查病变关节改变。在与类风湿关节炎、风湿性关节炎、骨结核等鉴别诊断中十分重要。

第六，X 线及 B 超检查有无肾结石、尿路梗阻、积水等。痛风石常见于肾脏。

第七，肾图及有关肾功能检查，如肌酐清除率、肾小球滤过率、Cr 等。原发性和继发性痛风均可致肾功能不全，而不同原因所致肾功能不全也可导致继发性痛风。

（4）特殊检查

关节液分析对诊断十分重要，在穿刺针吸关节液后，行光镜或偏振光显微镜下观察有无尿酸结晶，或行皮下痛风石穿刺取出尿酸结晶，并进行特殊紫脲酸铵定性分析。

2. 鉴别诊断思路

痛风是一种具有风湿病临床表现的代谢性疾病。由于受累器官的不同，并发症各异，症状、体征复杂多变，极易漏诊、误诊。最容易被误诊的就是骨关节疾病，如类风湿性关节炎、风湿性关节炎，占 85% 左右，其他还有皮肤、血管病变等 30 多种疾病。大约 60% 的痛风会合并高血压、冠心病、糖尿病，30% 有肾损害，在诊断时，痛风是最容易被忽视、漏诊的疾病之一。因此，临床医生应该广开思路、综合分析。

高尿酸血症是原发性的还是继发性的？如果是原发性，是尿酸生成过多还是排泄减少或二者均有，是酶缺陷引起的还是家族遗传性的？均应依不同病因做出判断。未明原因的高尿酸血症须进一步进行尿尿酸测定。在无嘌呤饮食及未服影响尿酸排泄药物的情况下，正常男性成人 24 小时尿尿酸总量不超过 3.54 mmoL（600 mg/24h）。若有升高则考虑骨髓增殖性疾病、淋巴性增生病、溶血性贫血等继发因素，若低于此值则多为原发性痛风；若 24 小时尿尿酸低于正常值之下则考虑肾功能障碍、药物等后天因素。

3. 继发性痛风的诊断要点

继发性痛风及高尿酸血症的诊断除具有原发性病因外，其他标准与原发性完全相同，原发性与继发性痛风的临床鉴别要点如下：

（1）原发性痛风 90% 以上见于男性，且以中年以上年龄居大多数，继发性痛风在性别与年龄方面无此特点，且无阳性家族史。

（2）继发性痛风具有原发病的临床特征。任何继发性高尿酸血症均可引起痛风。能引起继发性高尿酸血症的主要疾病包括核酸代谢亢进和肾排泄尿酸盐降低两类。其中，以慢性骨髓增生症和各种疾病所致的肾功能不全为多见。这些病人一般均具有原发疾病的临床特征。仅极少数痛风症状可以出现在原发疾病症状之前，如慢性骨髓异常增生症（MDS）所引起的继发痛风症状，即可出现于其原发疾病明显之前数月甚至数年。

（3）继发性痛风症状不典型。由于原发疾病症状较重，病程较短，痛风性关节炎症状较轻且不典型，很少形成痛风结节，以致原发疾病症状往往掩盖痛风症状，加之有些原发疾病迅速进入垂危阶段，也使继发性痛风易被忽略。

（4）非肾脏病变所致的继发性痛风可同时损害肾脏，诱发肾功能不全，即使因核酸代谢增加引起的继发性痛风，也可因血尿酸明显升高和尿酸大量排泄而引起少尿型或多尿型急性肾功能衰竭和形成尿路结石。

（5）原发性和继发性肾小球病、梗阻性肾病、慢性间质性肾病、肾血管疾病、先天性和遗传性肾病等所致肾功能不全，当 GRF < 20 mL / min 时，可有持续性高尿酸血症。一般血尿酸水平中至重度增高，痛风性关节炎症状较轻，而且较少发生。

二、急性痛风性关节炎的诊断与鉴别诊断

（一）急性痛风性关节炎的诊断

急性痛风性关节炎是痛风最常见的临床表现，是痛风发展的一个阶段，是尿

酸钠（monosodium urate，MSU）微晶体在关节周围组织沉积引起的急性炎症反应。对于一个中年男性肥胖者，突然发作急性单关节炎时，应首先考虑由痛风所致。

由于大部分患者早期无痛风结节，或尚未能做关节穿刺取得关节液或组织活检，此时可根据下述临床特征及一些实验检查进行分析，做出诊断与鉴别诊断。

关节炎发作特点：凡中年男性，尤其是肥胖及超重者，突然发生单侧拇跖趾关节红肿剧痛，24 小时内达到疼痛高峰，常因午夜剧痛而惊醒，应首先考虑痛风性关节炎。可伴有发热，体温可超过 39℃，白细胞升高。发作常呈自限性，数小时、数天或数周后自然缓解。缓解后皮肤脱屑、瘙痒，继而进入间歇期，可数月、数年乃至终生不再发作。但 62% 的病人会在一年内复发。反复发作者可发展为慢性痛风性关节炎。

痛风性关节炎多于春秋季节发病，约 85% 的急性发作有以下诱因：①大量饮酒或进食富含嘌呤的食物；②劳累过度或关节受损；③情绪激动或精神刺激；④受冷受潮；⑤手术或创伤；⑥药物诱发如应用利尿剂；⑦化疗或放疗等。

对秋水仙碱治疗的反应也可协助鉴别诊断。如果及时正确地使用秋水仙碱，用药后 90% 以上病人的疼痛和炎症在 12 小时内开始消退，24 ~ 48 小时内消失。而其他类型的关节炎则无此良好反应。

ACTH、糖皮质激素及非甾体类抗炎药物虽然对痛风也有较好的消炎镇痛效果，但特异性不强，对其他关节炎也很有效。

高尿酸血症对诊断的意义很大，但血尿酸正常者也可见于痛风性关节炎发作期。阳性痛风家族史及尿酸结石史只能供诊断参考，不可作为主要指标。

（二）急性痛风性关节炎的鉴别诊断

急性痛风性关节炎由于其急性发作、侵犯拇跖趾关节、关节红肿，且有时有劳累、扭伤史，须与蜂窝组织炎及丹毒、化脓性关节炎、外伤性关节炎、淋病性关节炎鉴别。鉴别要点分述如下：

1. 蜂窝组织炎及丹毒痛风性关节炎

发作时周围软组织几乎均有明显红肿，边界清晰，局部温度增高，血白细胞增多，极易误诊为蜂窝组织炎或丹毒，但后者畏寒、发热等全身中毒症状较为严重。局部皮肤色鲜红，压之褪色，局部疼痛较轻。血尿酸不高，可合并局部淋巴管炎，而关节疼痛不明显，关节 X 线片正常。抗生素治疗有效，但对秋水仙碱治疗无反应。

2. 化脓性关节炎

化脓性关节炎主要为金黄色葡萄球菌所致，约占85%，其次为白色葡萄球菌、淋病双球菌、肺炎球菌和肠道杆菌等。鉴别要点为：①多见于儿童；②可发现原发感染或化脓病灶；③多发生于负重大关节（如髋、膝关节），单关节发作多见，很少超过3个关节，并伴有高热、寒战等全身中毒症状，甚至出现谵妄和昏迷，小儿惊厥多见；④关节腔穿刺液为脓性渗出液，涂片镜检可见革兰阳性葡萄球菌和培养出金黄色葡萄球菌；⑤滑液中无尿酸盐结晶；⑥血尿酸水平不高；⑦抗痛风药物治疗无效，抗生素治疗效果显著。

3. 外伤性关节炎

鉴别要点如下：①常有较重的关节外伤史，多单发，起病缓慢，多见于髋、膝、踝关节，局部无明显急性炎症表现；②受累关节固定，无游走性；③滑液中无尿酸盐结晶，无致病菌，但可有红、白细胞增高；④血清尿酸不高。

4. 淋病性关节炎

急性发作可侵犯拇跖趾关节，与痛风相似，但有下述特点：①有冶游史及淋病表现；②滑液中可查见淋病双球菌或细菌培养阳性，无尿酸结晶；③青霉素G和环丙沙星治疗有显效。

5. 其他结晶性关节炎

系焦磷酸钙和羟基磷灰石等结晶沉积于关节引起的一组关节炎，如假性痛风性关节炎、软组织钙化性关节炎等，鉴别诊断时应加以注意。

6. 银屑病（牛皮癣）关节炎

银屑病性关节炎以男性为多见，多是非对称性进行性关节病变，主要累及滑膜、软骨及韧带附着点处。四肢骨和中轴骨均可受损。主要部位常为远端指（趾）间关节。此外，还可侵犯近端指间关节、掌指和跖趾关节、指骨爪粗隆、跟骨、骶髂和脊柱。大关节较为少见。由于20%患者伴有轻度高尿酸血症，趾跖关节也常受累，并有急性发作，故须与痛风性关节炎鉴别。其主要区别是：①约80%的银屑病关节炎有指甲或趾甲异常改变，如增厚、凹陷或畸形隆起。关节病变常发生于皮肤银屑病变后若干年。②其X线表现为关节旁梭形或对称性软组织肿块，呈"腊肠"样改变；肌腱韧带附着点骨质增生，常呈细小羽毛状，关节间隙增宽或变窄；骨质破坏，开始在骨性关节面的边缘，随病变的进展累及骨的中心区；有不规则的骨膜反应以及关节的骨性强直；末节指（趾）骨爪粗隆的骨吸收；趾间关节破坏，其中远侧趾骨基底部骨质增生是特征性改变，这些与痛风的临床表现和 X 线改变有所不同，可用于鉴别诊断。③最重要的即无尿酸盐结晶沉积。④多数病人关节病变发生于银屑病之后。⑤关节症状随皮损好转而减轻，或随皮损恶化而加重。

7. 急性风湿性关节炎

当急性痛风性关节炎只侵袭单侧膝和肘关节时，易误诊为风湿性关节炎。下述特点可资鉴别：①青少年多见；②起病前 1 ~ 4 周常有溶血性链球菌感染如咽炎、扁桃体炎病史；③表现为膝、肩、肘、踝等四肢大关节肿痛，并且具有游走性、对称性，很少出现关节畸形；④常伴有发热、咽痛、心肌炎、环形红斑和皮下结节等关节外表现；⑤抗溶血性链球菌抗体升高如 ASO > 500 U、抗链激酶 > 80 U、抗透明质酸酶 > 128 U，血尿酸正常；⑥水杨酸制剂治疗有效；⑦关节液清，有少量白细胞。

8. 类风湿性关节炎

反复发作的或慢性多关节痛风须与类风湿性关节炎鉴别。类风湿性关节炎多见于中青年女性。多为上肢近端指间关节呈慢性梭形肿胀、僵直畸形。表现为游走性对称性多关节炎。血沉增快、类风湿因子多阳性，而血尿酸不增高。X 线检查示关节面粗糙，关节间隙变窄，甚至关节面融合，而没有痛风性关节炎特征性的穿凿样缺损。

9. 其他关节炎

急性痛风性关节炎尚须与红斑狼疮、Reiter 综合征引起的关节症状相鉴别。红斑性肢痛症患者常有四肢末端疼痛、灼热及发红等症状，但非真正的关节炎，在鉴别诊断时也应考虑在内。

三、慢性痛风性关节炎与结节肿的诊断与鉴别诊断

尿酸钠盐的沉积是痛风特征性病理改变。其主要变化是急性发作期滑膜炎症细胞浸润、尿酸沉积在组织局部引起坏死，继之间质胶原纤维变性（fibrinoid degeneration），增生性变化，引起异体肉芽肿（granuloma），形成痛风石。

（一）慢性痛风性关节炎与痛风结节的诊断要点

1.痛风结节

痛风结节又称痛风石、痛风结节肿，是由尿酸钠沉积于组织所致。由于尿酸盐不易透过血脑屏障，故除中枢神经系统外，可累及任何部位，但以关节软骨、关节周围组织及耳轮为多见。

凡有间歇性单关节炎发作，并发现痛风结节，而且结节内发现尿酸盐结晶即可确诊为痛风。

影响痛风结节发生率的原因有：①血清尿酸盐含量的高低；②病程长短；③治疗效果。体表痛风结节的好发部位是手足与踝部、外耳，尤其以耳轮和对耳轮多见；其次为尺骨鹰嘴、膝关节囊和肌腱；少数见于肘、腕、髋关节、胸锁关节、髂前下嵴、眼睑、鼻软骨、角膜或巩膜等，还有报道见于肺部和脊椎。

痛风结节的特征：①突出皮表呈淡黄色或白色圆形或椭圆形结节；②数目自一个至几十个；③大者如鸡蛋，小者只有米粒大小；④质地硬韧或较柔软；⑤随体积增大，表皮变薄或损伤而破溃，可流出白色尿酸盐结晶。

2.血清

尿酸水平慢性痛风结节肿尤其是未经治疗的慢性痛风性关节炎患者，其血尿酸水平绝大多数升高是诊断的重要依据。

3.X线检查

对诊断慢性痛风性关节炎尤其是病程远久已有关节损害者，具有重要参考价值。

（二）鉴别诊断

慢性痛风关节炎及结节肿须同类风湿性关节炎、骨性关节炎、强直性脊柱炎、结核变态反应性关节炎、骨结核、骨肿瘤、骨髓炎鉴别。

有关鉴别诊断要点可参考痛风性关节炎章节，此处仅简述与结核变态反应性关节炎的鉴别要点，后者由结核杆菌感染引起变态反应所致。其特点为：①常先累及小关节，逐渐波及大关节，且有多发性、游走性特征；②病人体内有活动性结核病灶；③可有急性关节炎病史，也可仅表现为慢性关节痛，但从无关节强直畸形；④关节周围皮肤常有结节红斑；⑤X线摄片显示骨质疏松，无骨皮质缺损性改变；⑥滑液可见较多单核细胞，但无尿酸盐结晶；⑦结核菌素试验强阳性，抗结核治疗有效。

四、高尿酸血症及痛风性肾病的诊断

尿酸盐在肾脏内沉积引起的肾病变，称为高尿酸血症肾病。主要有以下三种临床形式：①急性高尿酸血症肾病；②慢性高尿酸血症肾病（尿酸盐肾病，痛风肾病，痛风性间质性肾炎）；③单发或多发尿酸性肾结石。

（一）急性高尿酸血症肾病

肾脏损害是痛风的第二个常见临床表现，20%～40%的痛风病人伴有肾脏病变。痛风的肾脏损害多呈慢性，而且与痛风关节炎的严重程度无关，轻度关节炎可有明显肾脏病变，而严重关节炎病人亦可无肾脏异常。急性高尿酸血症肾病在原发性痛风中十分少见，主要见于继发性痛风。

急性高尿酸血症肾病主要引起急性肾功能衰竭，应与其他原因引起的急性肾功能衰竭鉴别，鉴别要点包括以下几个方面：

（1）临床特征。急性高尿酸血症肾病多有血液系统恶性疾病，恶性肿瘤放疗或化疗后，或有滥用利尿药史。而其他疾病（如心脑血管意外、急腹症、外伤）引起的急性高尿酸血症均有相应的病史。

（2）实验室特征。急性高尿酸血症肾病病人，短期内血尿酸明显升高，最高可达 4760 μmol/L（80 mg/dL），以致大量尿酸沉积于集合管，造成管腔阻塞、尿闭，引起急性肾功能衰竭。尿中可有尿石排出，尿沉渣检查有大量尿酸结晶，尿 pH 明显降低，尿尿酸/肌酐比值＞1.0，而其他原因的急性肾功能衰竭常＜1.0。24 小时尿尿酸清除率与肌酐清除率比值常低于 5%，而其他原因的急性肾功能衰竭该比值高于 16%。

急性尿酸性肾病先有血尿酸水平明显升高，然后才有尿素氮与肌酐升高，而其他原因的急性肾功能衰竭则先有血尿素氮与肌酐升高继而才有血尿酸升高，故动态观察血尿素氮与肌酐升高比值，对鉴别诊断有一定帮助。

（二）尿酸性肾结石的诊断与鉴别诊断

尿酸性肾结石是由于尿酸结晶沉积在肾及尿路，形成泥沙样、沙砾状或大的结石。痛风患者肾结石的发病率较正常人高 200 倍，为 35%～40%。结石的发生率随血尿酸盐浓度的增高、尿尿酸排出量的增多而增加，当血尿酸盐＞

720 μmol/L 或尿酸排出＞1100 mg/d 时，半数病人有肾结石。出现如下情况的病人，需要认真排除尿酸性结石可能：①长期尿路感染时好时坏；②尿中长期出现少量蛋白尿（+—++）和少量红、白细胞，按肾炎治疗久治不愈；③以肾功能衰竭就医而无急性肾炎、急性肾盂炎病史；④长期酸性尿（尿 pH＜5.5）；⑤家族有尿路结石病史；⑥有关节炎发作史。结石可在痛风的任何阶段形成，病人可无痛风性关节炎发作史，故凡遇尿路结石者，即使无关节炎发作史，也需要小心排除痛风及高尿酸血症。

尿酸结石诊断步骤如下。

1. 病史与临床表现

病史上常有典型的肾绞痛发作、肉眼血尿和显微镜下血尿。患者过去可有类似的发作或尿中排出过结石史及痛风性关节炎发作病史。但 20%～30% 的患者没有上述典型病史及痛风关节炎史。

2. 实验室检查

主要包括血尿酸、肌酐、尿素氮、电解质，血浆蛋白和血气分析等均有鉴别诊断价值。

尿检查也十分重要，尿液 pH 多小于 5.5，可有微量蛋白。显微镜检有时可见不同数量的红细胞，并发感染时有白细胞及细菌生长。尿沉渣有时可见尿酸结晶或鱼子样结石。

尿生化，尿钾、钠、钙、磷、草酸、胱氨酸、枸橼酸及氯化物等有助于结石性质的鉴别诊断。

3. 结石分析

结石的成分分析对诊断有重要意义，可按孟昭亨等研究人员制定的分析程序进行，具体步骤如下：当取得结石标本后，立即洗去血污、残尿等，用滤纸擦拭，于室温下干燥；测重量及大小、观察外形、颜色、拍摄 X 线片，了解其结构及不同部位的成分。

尿酸（盐）或其他有机成分不显影或显影差，混合有钙、镁盐者显影佳。锯开或剖开结石，观察内外层及核心成分、硬度，分层取材研碎定性或定量分析：①结石的有机成分及无机物质——取少量粉末于瓷坩埚内烧灼，如无变化、不燃烧，亦不变黑，则主要为无机物质组成；如粉末烧焦而无残渣，则为有机物。

②定性分析——尿酸与尿酸盐,加0.7 mol/L(20%)碳酸钠及尿酸试剂各1～2滴,呈深蓝色为强阳性,呈淡蓝色表示尿酸含量较少。③光学显微镜及偏振光显微镜检查——尿酸及尿酸盐(钠)结晶,呈针状。④红外线光谱分析。⑤X射线衍射分析。⑥扫描电子显微镜分析成分。④～⑥依标准品的红外吸收光谱、X线衍射图及扫描电镜照片进行分析,具有尿酸及尿酸盐特征者即可确诊。⑦结石粉末尿酸定量测定同血、尿尿酸测定方法。

4.其他特殊检查

包括X线摄片、逆行或静脉肾盂造影、B型超声波、放射性肾图及肾核素扫描等,均可对绝大多数结石数量、大小、位置等做出正确判断,必要时可行CT及MRI检查。

鉴别诊断方面,主要是肾绞痛发作时应与急腹症及其他各种尿石症之间的鉴别。包括急性阑尾炎、胆囊炎、胆石症、胆道蛔虫症、肠穿孔、急性腹膜炎、肠系膜血栓形成、卵巢囊肿扭转、宫外孕等的鉴别。一般急腹症病变为逐渐加重,很少缓解,而肾结石绞痛可为间歇性发作,经血、尿检查、X线平片等可得到诊断。

第二节　高尿酸血症与痛风的发病机制及病因分类

尿酸为嘌呤核苷酸代谢的正常产物,当尿酸生成增多及(或)肾脏排泄减少时,血中尿酸升高超过正常范围即形成高尿酸血症;血中过多的尿酸主要沉积于关节、软骨、皮下软组织及肾脏,引起关节炎和肾脏病变等综合临床表现称为痛风,故高尿酸血症及尿酸在器官组织内沉积是痛风的基本发病机制,而导致血尿酸升高的病因较为复杂,可分为原发性和继发性两大类,前者在临床占85%～90%。

一、高尿酸血症与痛风的临床分类

高尿酸血症与痛风的分类迄今尚无统一的规定,各专家意见不尽一致,但目前临床广泛采用的分类法是将其分为原发性与继发性两大类,有的还将特发性列为单独一类,笔者认为特发性可归入原发性范围内。原发性与继发性类别下再细分为若干小类别的分类法也未完全统一,笔者以病因与临床诊治特点为基础,试将高尿酸血症及痛风做如下分类。

（一）原发性痛风及高尿酸血症

（1）遗传性酶缺陷如 PRPPS 活性增高或 HGPRT 活性降低引起尿酸生成增加。

（2）原因未明的遗传缺陷引起肾小管尿酸吸收增加及（或）再分泌障碍——尿酸排出减少。

（3）原因不明（特发性）——可能为遗传缺陷与环境因素共同作用造成尿酸生成增多及（或）排出减少。

（二）继发性痛风及高尿酸血症

1. 多种急、慢性疾病

（1）内源性尿酸生成增加：如血液病、恶性肿瘤、银屑病、淀粉样变、慢性缺氧、心肌梗死、烧伤等。

（2）肾脏尿酸排出减少：如各种肾脏病变伴肾功不全、脱水、糖尿病、酮症酸中毒、乳酸性酸中毒、妊娠高血压综合征、尿崩症、甲亢、甲减等。

2. 慢性中毒

如酒精中毒、铅中毒、铍中毒均可致尿酸排出减少。

3. 药物

（1）内源性尿酸生成增加：细胞毒及化疗药物、维生素 B_{12}、免疫抑制剂、烟酸、华法林。

（2）肾尿酸排出减少：利尿药、抗结核药乙胺丁醇及吡嗪酰胺、左旋多巴、水杨酸制剂、环孢霉素。

4. 高嘌呤饮食

外源性尿酸生成原料增加。

（三）某些遗传综合征伴痛风及高尿酸血症

（1）Ⅰ、Ⅲ、Ⅴ、Ⅶ型糖原累积病，以Ⅰ型为多见。

（2）Lesch-Nyhan 综合征（HGPRT 部分或完全缺乏）。

（3）Down 综合征。

（4）Paget 病。

（5）Bartter 病。

（6）其他，包括家族性青少年高尿酸血症性肾病（FJHN）、肾髓质囊性病（MCD）等。

除上述分类外，临床尚有"假性痛风"一词（pseudogout），这是一种主要见于中老年男性的关节病变，少数女性亦可累及，其发病原因是磷酸钙盐主要是焦磷酸钙（calcium pyrophos-phate，cPP）结晶沉积在关节软骨、滑膜、韧带、肌腱及关节腔内而导致关节炎急性发作。病程较久可致关节软骨钙化及退行性变。本症属性染色体显性遗传性疾病，部分患者可询及阳性家族史。本症的临床特点在某些方面很像痛风，但实际在病因与发病机制上与痛风无任何关联，故冠以"假性痛风"名称。

二、尿酸的生成与排泌

（一）尿酸生成及其有关的酶

核酸为人体组织细胞核的重要成分，食物中也含有核酸。故核酸来源有内源性与外源性两个方面。核酸的基本结构单位是嘌呤核苷酸与嘧啶核苷酸，前者与尿酸生成密切相关。人体内的嘌呤主要有腺嘌呤(adenine，A)、鸟嘌呤(guanine，G)、黄嘌呤（Xan.thine，X）、次黄嘌呤（hypoXanthine，H；inosine，I）等，它们分别与磷酸戊糖（如磷酸核糖或脱氧核糖）作用构成嘌呤核苷酸，如次黄嘌呤核苷酸（IMP）、腺嘌呤核苷酸（AMP）、鸟嘌呤核苷酸（GMP）及黄嘌呤核苷酸（XMP）。这些核苷酸的合成过程十分复杂，需要许多酶的参与，而且它们之间也可互相转变。嘌呤核苷酸由核酸中分解出后，进一步通过复杂的分解代谢途径最后分解生成尿酸，其生成部位主要在肝脏，小肠及肾脏也可产生少量尿酸。这一过程也需要多种酶参与，其中主要的一些酶包括以下几种：①磷酸核糖焦磷酸（phosphoribosyl pyrophosphate，PRPP）合成酶（PRPP syn-thetase，PRPPS）；②磷酸核糖焦磷酸酰胺转移酶（adenine phos.phoribosyl transfemse，APRT）；③次黄嘌呤—鸟嘌呤磷酸核糖转移酶（hypoXanthine-guanine phosphoribosyl transferase，HGPRT）；④黄嘌呤氧化酶（Xanthine oXidase，XO）；⑤肌苷-5-磷酸脱氢酶（hypoXanthine nucleoside phosphodehydrognase，HNPD）；⑥腺苷酸琥珀酸合成酶（adenylic acid-succinic acid synthetase，AA-ACS），其中以 XO、PRPPS、HGPRT 及 APRT 最为重要。其他尚有谷胱甘肽还原酶（促进 PRPP 生成增加）、葡萄糖-6 磷酸酶（减少核酸生成）等，后一种酶有抑制尿酸生成作用。

尿酸化学结构为三氧嘌呤，呈弱酸性，传统观念认为尿酸作为嘌呤分解代谢废物，并无特殊生理作用，但近年研究表明，尿酸有可能作为一种抗氧化剂具有清除自由基、超氧负离子等有害活性物质的功能，这种对机体的保护作用需进一步研究。

（二）尿酸的排泄

正常人每天产生尿酸 600 ~ 750 mg，体内总尿酸（尿酸池）为 1200 mg，血中尿酸在血 pH 为 7.4 的条件下几乎均以尿酸钠形式存在，尿酸排泄的主要器官是肾脏。80% 以上的尿酸钠经肾脏以尿酸形式排泄，少数经由唾液、胃肠液、胆汁、胰液等泌入肠道经细菌分解为氨及二氧化碳而排出。当肾功能不全时，肠道排泄尿酸途径就成为一个主要代偿机制。但是正常状态下，肠道排泄尿酸不占主要地位，故有慢性肠道疾病时不会产生继发性高尿酸血症。

肾脏排泄尿酸的过程包括三个步骤：

（1）肾小球滤过：血中 95% 的尿酸均经肾小球滤出，仅 5% 左右与蛋白结合之尿酸不被滤过。

（2）近端肾小管重吸收：95% 以上滤过的尿酸被近端肾小管重吸收。

（3）近端肾小管（远端部）再分泌：占尿酸重吸收量的 80% 以上，是人体尿酸排泄的重要途径。当肾小球滤过率正常时，肾小管再分泌尿酸障碍被认为是高尿酸血症与痛风发生的重要环节。

三、高尿酸血症—痛风的发病机制

（一）血尿酸升高的机制

血尿酸升高是痛风发病机制的关键所在，就绝大多数患者而言，没有血尿酸升高也就不存在痛风，其升高的原因主要有四个方面。

1. 内源性尿酸生成增加

试验表明，痛风病人尿酸生成率为正常人的 2 ~ 3 倍，其生成率增加的原因可能与促进尿酸生成过程中的一些酶数量与活性增加及（或）抑制尿酸生成的一些酶数量与活性降低有关，前者有 PRPPS、APRT、XO 等，后者有 HGPRT、葡萄糖-6 磷酸酶、谷氨酰胺酶等，这些酶缺陷在高尿酸血症及痛风发生中具有重要作用。酶缺陷与遗传有关，可为单基因，也可为多基因，遗传方式可为常染色体显性、隐性，也可为性联。但文献资料表明常染色体显性遗传占大多数（40% ~ 80%），10% ~ 20% 有阳性家族史。为数不少的患者常同时伴有Ⅱ型糖尿病、肥胖、高血压、高脂血症等，临床称之为 X 综合征，即代谢紊乱综合征（Revaen 综合征）。临床常将这类高尿酸血症及痛风归为原发性范畴。

有些内源性尿酸产生过多是在非酶缺陷所致的基础上形成的，主要包括一些核酸转化率增加的疾病，如白血病、淋巴瘤、真性红细胞增多症、多发性骨髓瘤、恶性贫血、溶血性贫血、骨髓异常增生症（MDS）、地中海贫血及某些生长迅速的恶性肿瘤，尤其是接受化疗与放疗者。其他一些临床疾病如低血压休克、呼吸循环衰竭、急性大面积心肌梗死、癫痫大发作、大面积烧伤、过量饮酒、各种慢性缺氧疾病，如慢性支气管炎、肺源性心脏病、高山缺氧症（一般须在海拔 3500 m 以上地区）等，均可因体内 ATP 降解加速，其降解产物（如次黄嘌呤等）进一步生成尿酸而导致高尿酸血症与痛风。此外，在缺氧、低血压、循环机能不全的状态下，红细胞内有关尿酸生成的某些酶功能紊乱，如促进尿酸生成的 PRPPS 活性增加，抑制尿酸生成的 HGPRT 活性降低等，均可致体内尿酸生成量增加而导致发病。临床将上述病变引起的高尿酸血症及痛风归为继发性范畴。

内源性尿酸产生过多的定义是在低嘌呤饮食（< 3 mg/d）5 天后，尿中尿酸排出量仍大于 600 mg。

2. 外源性高嘌呤类食物摄入过多

主要为摄入富含嘌呤的高蛋白高热量饮食，即高嘌呤饮食，摄入高嘌呤饮食与高尿酸血症及痛风的发病率成正比关系。第二次世界大战期间，由于蛋白质类食品缺乏及饥荒，欧洲及日本痛风发病率明显下降。战后，随着营养状况的明显改善，蛋白质摄入量明显增加，痛风患病率又明显回升。1990 年以来我国高尿酸血症及痛风发病率逐年增高，且发病年龄趋于年轻化，说明外源性高嘌呤饮食对高尿酸血症及痛风的发生有重要影响。但某些患者即使无嘌呤饮食，血尿酸也可升高，表明饮食这一外界因素对于具有高尿酸血症及痛风素质者可成为发病的诱因。

3. 尿酸排出减少

正常人每日尿酸生成量较为恒定，即 600 ~ 750 mg，痛风患者尿酸生成量可明显增加（内源性或外源性），有时每日为 2000 ~ 3000 mg，远远超过肾脏的排泄能力，导致血尿酸升高。但部分原发性痛风患者血尿酸生成并无明显增加，而是由于肾小管对尿酸重吸收增加及尿酸分泌减少，引起高尿酸血症及痛风，尤以分泌减少为主，此时患者尿中尿酸排出并不增加，有时反而减少，这种肾小管重吸收与分泌尿酸障碍的发生与遗传缺陷有关。

4.肾小球滤过率下降

这也是引起尿酸排泄减少的重要原因之一。各种肾脏疾病引起肾小球滤过率下降时均可致继发性血尿酸升高。有证据表明：当肌酐清除率低于30 mL/ min 时，即可发生明显的高尿酸血症。虽然约20％的尿酸可以泌入肠道经肠道细菌降解为氨与二氧化碳，但迄今为止尚无证据表明肠道病变导致肠道排泄与降解尿酸障碍可以作为高尿酸血症及痛风的病因。肾脏病变所致尿酸排出减少除与肾小球病变导致滤过率下降有关外，也与肾小管病变引起尿酸吸收与分泌障碍有关。当发生肾功能衰竭时，泌入肠道的尿酸降解即可增加，这是机体的代偿机制作用所致。

其他能引起肾脏尿酸清除率降低而致高尿酸血症及痛风的疾病有 Batter 综合征、Down 综合征、Paget 病、肾上腺皮质功能减退症、甲状腺功能亢进症、原发性甲状腺功能减退症等。此外，糖尿病酮症酸中毒、乳酸性酸中毒及其他原因引起之酮症（饥饿性酮症、酒精性酮症）等皆可通过抑制肾小管尿酸分泌使尿酸排出减少而致高尿酸血症，但极少导致痛风且多为暂时性高尿酸血症。

多种药物均可通过抑制肾小管分泌尿酸，使肾脏清除尿酸功能下降而致血尿酸升高，包括苯乙双胍、二甲双胍、安替舒通、烟酸、华法林、中小剂量阿司匹林、吡嗪酰胺、乙胺丁醇、环孢霉素等。利尿剂尤其是双氢克尿噻、呋塞米、依他尼酸钠等也可引起高尿酸血症，其发生率大约为20％。利尿剂引起高尿酸血症的主要机制为利尿使细胞外液丢失，血容量降低导致肾小管对尿酸盐重吸收增加，尿酸排出减少，从而引起高尿酸血症。上述这些药物在常规剂量下短期应用时不会引起高尿酸血症，但长期应用且剂量偏大情况下应引起注意，由于器官移植的患者需长期接受免疫抑制剂［如环孢霉素 A（cyA）］治疗，故高尿酸血症及痛风的发生机会增加，Thiel 等统计133 例长期使用环孢霉素 A 治疗的患者，结果显示：大约10％的患者会发生痛风性关节炎。

过量饮酒可导致高尿酸血症，其机制主要是酒精可使血乳酸升高，而乳酸可抑制肾小管分泌尿酸，从而使其排泄减少，此外酒精尚有促进嘌呤转化为尿酸的作用。铅中毒也可通过肾小管受损导致尿酸分泌减少、排出量下降而引起高尿酸血症或痛风发作，但随着人们对铅接触机会的减少，这种铅中毒性痛风已很少见。

（二）痛风的发病机制

血中尿酸主要以尿酸钠形式存在，故高尿酸血症就是高尿酸钠血症，临床习惯用前者名称。正常成人血尿酸值男性一般不超过 420 μmol/L、女性不超过 360 μmol/L。当血尿酸钠或尿酸本身在血液及组织液（如滑囊液）中达饱和状态时（以 480 μmol/L 为界），即易在器官及组织内沉积，尤其是在关节组织及肾脏沉积而导致痛风性关节炎及肾脏病变。因此对绝大多数病人来说，高尿酸血症是痛风发生的先决条件，但不是绝对的，因为：①一些高尿酸血症病人血尿酸升高持续多年甚至终生无痛风临床发作；②少数病人在典型痛风性关节炎发作时血尿酸并不升高；③少数病人经降尿酸药物治疗使血尿酸值降至正常时反而引起痛风性关节炎发作。由此可见痛风的发病机制除血尿酸升高在器官组织沉积这个基本病理外，尚有许多其他因素影响尿酸盐沉积、脱落与炎症反应。这些因素包括：①体液及组织的 pH 及局部温度越低则尿酸盐越易形成结晶和沉积；②沉积在关节组织上的尿酸盐结晶脱落及与免疫球蛋白 IgG 结合的程度高低不同；③滑膜细胞与白细胞的吞噬功能状态以及炎性介质与细胞因子（如花生四烯酸、环氧化酶、前列腺素、白三烯、白介素、肿瘤坏死因子等）分泌与释放的情况；④其他因素，如创伤、膳食、饮酒、局部创伤等。

1. 痛风性关节炎及结节肿（痛风石）的发病机制高浓度

尿酸钠在关节局部 pH 及温度降低条件下极易形成结晶并沉积在关节软骨、骨骺、滑膜、肌腱及关节周围组织，尚可脱落进入滑膜液中，滑膜液中含有的 IgG 可与尿酸钠结晶结合，这种与 IgG 结合的尿酸钠易被滑膜细胞、中性粒细胞、单核细胞、巨噬细胞所吞噬，这些吞噬了尿酸钠、IgG 的细胞遂发生活化、破裂，并产生与释放多种细胞因子、酶与炎性介质而导致关节的急性炎症反应。在炎症进展中较为重要的因子如下：①花生四烯酸（arachidonic acid，AA）。尿酸钠结晶可促进 II 型磷脂酶释放（phospholipase，PLA），该酶又可刺激细胞释放花生四烯酸，尤以滑膜细胞为主，AA 在环氧化酶作用下（又称前列腺素 H 合成酶，存在于多种细胞的内质网中），产生大量 PGE1 及 PGE2。AA 尚可在脂氧化酶（lipoxygenase）作用下生成白三烯（leukotrienes，LT），LT 的作用与 PGE2 相似，可使血管扩张、渗透性增加、组织水肿、白细胞由血管内渗出并聚集于炎症部位（趋化作用）。②PGE2。为重要的炎症反应介质，具有扩张血管、增加血管通透性，引起组织充血水肿等作用。③白细胞介素-1（interleukin-1，IL-1）和肿瘤坏死因子a（tumor nec.rosis factor-a，TNF-a）。IL-1和TNF-a可刺激中性白细胞增高，作用于下丘脑调温中枢引起发热，扩张血管使其渗透性增加，白细胞向炎症部位聚集，对关节炎之发生有重要作用。

尿酸钠结晶被白细胞吞噬后可使白细胞膜及其中的溶酶体膜迅速破坏，释放出溶酶体酶、酸性水解酶、蛋白酶、氧自由基、超氧离子等导致组织损伤的有害物质，从而进一步引发关节炎症反应与损伤产生关节红肿、热痛及活动障碍。

急性关节炎发作为时短暂，可自行缓解，但可反复发作，自行缓解与下列因素有关：①炎症发作高峰阶段局部温度升高，血流量增加，可增加尿酸钠的溶解度、促进尿酸的移除、减少新结晶的沉积；②白细胞吞噬的尿酸钠有一部分可被其所含的过氧化酶破坏，从而使白细胞破坏后释出的尿酸钠减少，炎症反应亦随之减轻；③炎症反应引起血管通透性增加后，血中脂质可透入滑膜腔内，具有抑制白细胞趋化、吞噬和破裂的一系列炎症反应过程；④ PGE虽有致炎症作用，但它在一定浓度下也可抑制炎症介质、超氧离子生成的作用，从而使炎症缓解；⑤急性痛风发作的应激反应可促进肾上腺皮质激素之分泌，从而有利于炎症的抑制。

首次发作的痛风关节炎在炎症完全消退后可不留病理改变，但反复发作后则尿酸盐沉淀逐渐增多，并进一步浸润滑膜、腱鞘、软骨、骨骺、骨质及其周围软组织，形成痛风结节肿，即痛风石，导致软骨细胞及骨细胞退行性变、囊性变、骨赘形成、滑膜慢性炎症及增生、形成血管翳。这种组织破坏性病变以骨与软骨最为明显，最终导致关节结构紊乱、脱位、畸形、僵直、纤维化及功能障碍，形成慢性痛风性关节炎。

痛风石为痛风特征性病变，其核心为条纹状尿酸钠，夹以钾、钠、钙等成分及一些有机物质，外面被上皮细胞、巨噬细胞、单核及淋巴细胞、纤维组织及肉芽肿样物质包绕，而形成结节肿。痛风石可见于多种器官组织尤其是关节，但中枢神经系统例外，这是由于中枢神经系统组织中不含有黄嘌呤氧化酶，不能生成尿酸，而血液循环中的尿酸钠又不能透过血脑屏障。此外，肝、脾、肺等脏器中亦不易发生痛风石，这可能与这些器官血流量及供氧丰富、局部温度偏高有关。

2.痛风性肾病的发病机制

高尿酸血症对肾脏造成损害统称为痛风性肾病，它可分为急性高尿酸血症肾病、慢性高尿酸血症肾病两类，此外尚包括尿酸性肾结石形成。

急性高尿酸血症肾脏病见于短期内血尿酸急性升高与排出量增加的状态，如白血病、淋巴瘤、恶性肿瘤放疗或化疗等继发性痛风患者，而极少见于原发性痛风。血尿酸可超过 1000 μmol/L，24 小时尿酸排量可高达 2 g。高浓度的尿酸主要沉积于肾小球、肾小管，肾盂和输尿管也可有尿酸沉积，导致肾内、肾外急性梗阻，肾小球滤过率下降，肾小管功能破坏，迅速发生肾功能不全和尿毒症。

慢性高尿酸血症肾病主要见于原发性痛风患者，其他可以引起继发性痛风的慢性病也可有慢性高尿酸血症肾病。其基本发病机制仍然是尿酸钠及（或）尿酸在肾内沉积，破坏了肾脏的正常结构与功能所致。有人将尿酸钠沉积引起的肾损害称为尿酸盐肾病，将尿酸结晶沉积引起的肾损害称为尿酸性肾病，此举并无临床意义。因为二者常共同存在，且靠临床资料是很难区别的，在治疗方面也无区别的必要。

尿酸钠盐及（或）尿酸结晶可沉积于各级肾小管部分，肾皮质、髓质、乳头、锥体有巨噬细胞、淋巴细胞、浆细胞浸润及包裹结晶，小管可发生阻塞、扩张、萎缩甚至纤维化及坏死，肾间质炎症及纤维化较明显。肾小球血管及系膜也可有尿酸结晶沉积，毛细血管基底膜因纤维组织增多而使其增厚，出现肾小球硬化。以上这些病理变化可致肾萎缩硬化、体积缩小。尿酸结晶尚可在肾盏、肾盂、输尿管形成结石，除刺激损伤局部组织导致炎症、溃疡、狭窄外，尚可导致尿路梗阻与肾盂积水，极易发生泌尿系感染（如肾盂肾炎）。以上病理变化的最终结果是肾功能衰竭，而痛风性肾病患者大约有 10% 死于尿毒症。

第三节　高尿酸血症与痛风的临床表现

高尿酸血症及痛风的临床表现可归纳为以下几个方面：①无症状高尿酸血症，痛风性关节炎（结节肿）引起的急、慢性关节炎及相关症状；②高尿酸血症引起的急、慢性尿酸性肾病及尿酸性肾结石；③原发性高尿酸血症、痛风相关伴发症及继发性高尿酸血症的原发病因之临床表现。

一、无症状高尿酸血症

（一）无症状高尿酸血症

无症状高尿酸血症无论原发性还是继发性均是指患者血尿酸超过正常值，即成年男性＞ 420 μmol/L、女性＞ 360 μmol/L，但不存在由于血尿酸升高造成的特有临床症状，如痛风性关节炎、痛风石及痛风性肾脏病变等。原发性高尿酸血症患者常有其伴发症，如肥胖、高血压及动脉粥样硬化、高脂血症、脂肪肝、Ⅱ型糖尿病、胆囊炎、胆石症等。这些疾病产生的临床表现不能归因于高尿酸血症，故不影响无症状原发性高尿酸血症的诊断。如果对上述这些疾病的患者进行常规血尿酸检测，则可发现更多的无痛风症状的高尿酸血症，除继发性高尿酸血症及一些先天遗传综合征高尿酸血症可见于各年龄阶段外，无症状高尿酸血症主要见于 40 ~ 60 岁成年男性，女性则见于绝经期后，大多属于原发性高尿酸血症的范畴。

由于无临床表现，原发性高尿酸血症常需检查血尿酸才会被发现，故其确切的发生率较难估计，但一组住院病人调查资料表明，约 13.2% 40 岁以上的成年男性其血尿酸值超过 420 μmol/L（7 mg/dL），可见其发生率不低。大量临床资料表明：有Ⅱ型糖尿病、高血压及动脉粥样硬化、高脂血症、脂肪肝、胆囊炎胆石症、肥胖等临床表现的患者，均有可能存在无症状高尿酸血症。

无症状原发性高尿酸血症可持续多年甚至终身，而不出现关节炎及痛风表现，也无肾脏病变发生，但为数不少的无症状原发性高尿酸血症患者可在血尿酸升高持续若干年后（几年甚至几十年）发生痛风性关节炎及（或）痛风性肾脏病变。就临床疾病过程而言，高尿酸血症可能视为痛风的前奏与发病基础，但并非必然演变为痛风，而痛风则必伴有高尿酸血症，血尿酸从无升高的痛风几乎不存在。由于原发性高尿酸血症及痛风患者血尿酸升高常常表现为间歇性的特点，即有时升高，有时则正常，因此当某次检查患者血尿酸正常时，不能贸然否定高尿酸血症及痛风之存在。总之，高尿酸血症与痛风之间在本质上应视为疾病发展过程中的两个不同阶段，两者之间不宜划分出一个严格的界限。对原发性高尿酸血症病人是否必然发展为痛风及何时能演变为痛风很难做出确切的预见。目前对原发性高尿酸血症的看法仍存在两种观点：一种观点认为原发性高尿酸血症与痛风没有必然的因果关系，不一定需要进行治疗；另一种观点认为，原发性高尿酸血症与痛风属疾病发展过程的不同阶段，它不是一种独立的疾病，笔者赞同后一种观点。

总之，高尿酸血症是导致痛风的先决条件，没有高尿酸血症就没有痛风。笔者认为应当把原发性高尿酸血症视为一种疾病状态。对已有高尿酸血症的个体在无任何临床症状的情况下即应首先采取饮食控制手段使血尿酸降至正常。如果饮食控制不能收效，则应给予有效的降血尿酸药物治疗使其血尿酸降至正常范围，以防止其演变为痛风。有临床医生认为原发性高尿酸血症与痛风之间没有必然的联系，可以不必采取治疗措施，笔者对这一观点持反对态度。近几年已有多篇临床资料表明：高尿酸血症可作为动脉粥样硬化甚至糖代谢紊乱的一个独立危险因素，消除这一因素对预防心血管病变有利。无症状原发性高尿酸血症与无糖尿病症状葡萄糖耐量受损（impaired glucose tolerance，IGT）临床发展特征十分相似，IGT 患者若不采取有效防治措施，则每年约有 5% 的患者发展为糖尿病，倘若及时采取有效防治措施，则可终身不演变为糖尿病，而且可由 IGT 转为葡萄糖耐量正常状态。至于原发性高尿酸血症患者每年有百分之几演变为痛风，国内尚无这方面的流行病学统计资料，但估计发生率决不会像 IGT 演变为糖尿病那么高。

由其他多种病因引起的继发性高尿酸血症，以慢性肾功能不全、肿瘤、风湿性疾病及血液病为常见，以血液病为例，其高尿酸血症的发生率可超过 60%。这类患者绝大多数无痛风性关节炎的典型临床表现，据资料统计，其痛风性关节炎的发生率不超过 5%，只是在常规检查血尿酸后才发现有高尿酸血症。由于原发疾病为其突出之临床表现，治疗重点多集中于原发病，故临床医师对继发性高尿酸血症多不加注意。少数继发性高尿酸血症患者由于原发病的急性进展，尤其是在进行化疗过程中可发生血尿酸急剧升高，尿酸结晶沉积在肾小管、肾盂及输尿管，由此引发急性高尿酸血症肾病，出现少尿、无尿、氮质血症，最后可死于急性肾功能衰竭。

必须指出，无痛风临床症状的单纯原发性高尿酸血症患者并不代表其关节组织、肾脏或其他组织完全正常而没有受到高尿酸血症的病理影响，有可能高尿酸血症致尿酸在组织中沉淀的病理损害尚属轻微，故尚未导致关节炎发作、尿酸性肾病及肾结石等临床后果，即处于亚临床阶段。无痛风临床症状的单纯原发性高尿酸血症在我国人群中的发生率，目前尚无确切的流行病学资料可供参考。因为尚未进行大规模的人群调查，据有限资料估计，其发生率大约在 5%。

（二）原发性无症状高尿酸血症伴代谢紊乱综合征

近年的临床调查资料表明：由肥胖、原发性高血压、高脂血症、IGT 或 Ⅱ 型糖尿病及胰岛素抵抗所致的高胰岛素血症与原发性高尿酸血症及痛风伴发的比例越来越高，尤其在中老年男性中占有重要位置。目前临床已把原发性高尿酸血症与痛风列入代谢紊乱综合征的主要表现之一。无症状原发性高尿酸血症虽无痛风的临床表现，但上述代谢紊乱综合征的发生率较高却成了患者的主要临床特征。

原发性高血压在内的代谢紊乱综合征可为无痛风表现的原发性高尿酸血症患者之突出临床表现。单纯原发性高尿酸血症患者以高脂血症、肥胖及糖代谢紊乱为最常见。此结果与文献报告一致。

二、痛风性肾病

痛风性肾病是指尿酸盐结晶或尿酸结晶在肾组织中沉积，导致肾实质（肾小球、肾小管）及间质损害以及肾结石形成的总称。其主要临床表现是尿常规异常及逐渐进展的肾功能减退，最后发展为肾功能衰竭、尿毒症。少数患者因大量尿酸盐结晶短期内在肾脏沉积，导致急性肾功能衰竭，临床称之为急性尿酸性肾病，主要见于继发性高尿酸血症患者。泌尿系结石的有关临床表现，如血尿与肾绞痛发作、肾盂积水，偶有结石堵塞双侧输尿管引起急性肾功能衰竭的病例。早期尿酸性肾病可无任何临床表现，只有在行肾穿刺活检时才发现肾脏有早期病理改变。有些高尿酸血症及痛风患者可终身不出现肾脏病变的临床症状与实验室阳性发现，这并不表示他没有痛风性肾病。有人认为，高尿酸血症及痛风患者肾脏病理改变的发生率几乎为100%。

三、痛风性关节炎与痛风结节肿

痛风性关节炎在首次急性发作后可反复发作，其间歇期长短不定，也有在首次急性发作后永不再复发者。痛风性关节炎反复发作后即进入慢性关节炎阶段，除关节的结构、功能受损外尚可形成痛风石，即痛风结节肿（二者为同义词）。痛风性关节炎与痛风石是原发性痛风患者的重要临床表现。继发性痛风患者痛风性关节炎及痛风石的发生率远远低于原发性痛风。原发性痛风意味着痛风性关节炎发作的存在。就临床表现而言，二者之间关系远远超过痛风性肾脏病变。也就是说，单独表现为尿酸性肾病而无痛风性关节炎表现的原发性痛风病人十分少见，后一种情况主要见于继发性痛风患者。

第四节　高尿酸血症与痛风的治疗

一、饮食治疗

适当的饮食疗法有助于痛风的药物治疗。由于原发性痛风与肥胖、原发性高血压、血脂异常、糖尿病、胰岛素抵抗关系密切，因此，痛风患者应该是低嘌呤、低蛋白、低脂肪及低盐摄入，并应鼓励多饮水不喝酒。特别是对高尿酸血症并有慢性结节肿、尿酸性肾结石、严重的痛风及有急性发作者，勿食用高嘌呤饮食。另外，痛风有病程长、反复发作等特点，故在痛风预防、治疗和康复的整个过程中，合理的营养治疗是既重要又具有长期性。

（一）避免高嘌呤饮食

虽然外源性嘌呤不是痛风发病的原因，但高嘌呤饮食可使血尿酸浓度升高，诱发痛风急性发作。因此，减少富含嘌呤食物的摄入，在痛风的防治上十分重要。有研究表明，严格限制嘌呤饮食可以使患者的血尿酸降低 15% ~ 20%。有学者对一组痛风患者给予中等度限制热量和糖类，适当增加蛋白质量，以不饱和脂肪酸代替饱和脂肪酸，经过如此饮食控制 4 个月血尿酸下降 18%，同时每月痛风发作的次数减少 67%。该研究还认为，上述饮食结构有利于提高胰岛素的敏感性，进而促使血尿酸水平的下降。

根据日常食物嘌呤含量高低，指导患者对高嘌呤类食物在急性期与缓解期均应禁忌。主要包括动物内脏、肉类和贝壳类。火锅中的肉类、海鲜和青菜等混合涮食，汤汁含有极高的嘌呤。因此，为了吃火锅不诱发痛风，应少吃肉不喝火锅汤、多饮水。含嘌呤中等量的食物，在痛风急性期禁用，缓解期每天可食用荤食60 ~ 90g，蔬菜少量。在痛风急、慢性期可食用含嘌呤很少的食物，每日嘌呤摄入量急性期控制在 100mg 以下，慢性期控制在 150mg 以下。因此，患者可进食的普通食物是牛奶、奶制品、豆浆、豆腐、鸡蛋、各类水果、各种谷物制品、大部分蔬菜、糖、果酱和蜂蜜、植物油等。注意食物烹调方法，合理的烹调可以减少食物中的嘌呤含量，如将肉食先煮弃汤后再烹调食用，会大大减少肉食中的嘌呤含量。另外，禁用辣椒、咖喱、生姜等刺激性调味品。

采用低嘌呤饮食，是因为嘌呤碱基为核酸的主要成分，由氨基酸特别是天门冬氨基酸等在体内合成。从食物中摄入大量富含嘌呤食物或富含嘌呤前体的食物时，可使嘌呤合成代谢增加，其分解代谢产物尿酸立即随之升高。虽然外源性的嘌呤合成不是痛风发病的主要原因，限制饮食仅能使血尿酸下降 60 ~ 120μmol/L（1 ~ 2mg/dl），但高嘌呤饮食却常是诱发高尿酸血症患者痛风急性发作的原因；而且低嘌呤饮食有助于痛风的药物治疗，对降低尿酸池是有帮助的。

（二）素食为主的碱性食物

选食碱性食品，可使体内碱量增加，尿 pH 值升高，降低血尿酸浓度，甚至使尿液呈碱性，从而增加尿酸在尿中的可溶性，促进尿酸的排出，防止形成尿酸肾结石。这些食物主要有油菜、白菜、胡萝卜与瓜类、海藻、紫菜、水果等富含微量钾的菜果，可以有效地抑制尿酸沉积。另外进食蛋制品、粗糙食物、豆类、花生、芝麻、核桃等，可补充人体蛋白质和微量元素、维生素。

（三）多饮水，不喝酒

喝水可增加尿量，促使尿酸排出。应鼓励病人多饮水，一般每日液体摄入总量不少于 2500mL（8 ~ 9 大杯）。但不要喝清凉饮料和乙醇饮料，可饮富含维生素和钾的蔬菜、水果汁、豆乳等。为防止夜间尿液浓缩，可在睡前或夜间饮水。但痛风合并肾损害出现少尿、水肿时，应准确记录病人饮水量及尿量，根据排出量计算入液量。

乙醇使体内产生乳酸，降低尿酸的排出，应限制。禁饮纯乙醇饮料，如白酒、葡萄酒及其他含乙醇浓度高的饮料。啤酒中也含有大量的嘌呤，实验证明饮用一瓶啤酒后血中尿酸浓度增加 1 倍，而且长期饮用大量啤酒者痛风发病率明显高于其他人群，所以原则上应禁酒。江米酒、小香槟汽酒和其他食物混合食入时，对尿酸代谢的产生影响不大，可以节制饮用。茶叶、咖啡及可可在体内代谢只能产生甲基尿酸盐，不会生成痛风结石，因此不作严格限制，可适量饮用。

（四）营养素的供给

痛风的发病与高蛋白、高脂肪膳食等不良膳食习惯密切相关。

如蛋白质摄入过多使核酸分解过多，脂肪摄入增加可使血酮浓度升高抑制肾脏排泄尿酸等。因此，通常要求总热量不超过标准体重（kg）的 20% ~ 30%，蛋白质每日 1g/kg，一天总蛋白量 60 ~ 70g，占总热量的 15% ~ 20%，脂肪为总热量的 25% ~ 30%，其余热量为糖类。

（1）糖类。糖类为痛风病人热能的主要来源，每日总热能应较正常减少10%～15%。注意热能应逐步减少，以免体内脂肪过度燃烧引起痛风急性发作。

（2）蛋白质。由于蛋白质摄入能加速痛风病人尿酸合成，故痛风病人需限制蛋白质摄入量。急性期0.8g/（kg·d），缓解期<lg/（kg·d）。牛奶、鸡蛋没有细胞核，不含核蛋白，可作为动物蛋白质的来源。对合并肾功能受损病人，予优质低蛋白，血尿素氮超过250mmol/L时，蛋白质供给量为0.5g/（kg·d），优质蛋白占总蛋白量的50%～70%。

（3）脂肪。脂肪在体内具有阻碍肾脏排泄尿酸作用，应长期限制摄入。痛风病人每日摄入脂肪含量30～40g，以不饱和脂肪酸为主。为减少饱和脂肪酸摄入烹调应选用植物油。

（4）维生素。供给充足的维生素B，能促使组织内淤积的尿酸盐溶解。因尿酸在酸性环境中容易析出结晶，在碱性环境中容易溶解，故多食用蔬菜、水果等既能促进尿酸排出，又能供给维生素和无机盐的碱性食物。

（5）食盐要限量。食盐中的钠有促使尿酸沉淀的作用，尤其伴有高血压、冠心病及肾病时，每天盐摄入量应限制在6g以内。

（五）防治肥胖或超重

肥胖不仅可加重高脂血症、原发性高血压、冠心病、糖尿病等代谢性疾病的发生，而且还可使血尿酸升高。因此，应该尽量避免摄入高嘌呤类食物，并且注意保持理想体重也十分重要。如有肥胖及超体重者应适当减轻体重，坚持三低饮食，养成一日三餐定时定量，不吃零食的良好习惯。有学者认为快速降低体重常可诱发明显的高尿酸血症和急性痛风性关节炎，相反，缓慢减低体重则可使血尿酸下降，亦不引起急性发作。

（六）中医治疗痛风的几种药膳

（1）防风薏米粥。防风10g，薏米10g，煮粥，每日1次，连服1周。其功效是清热除痹，主治湿热痹阻型痛风。

（2）赤小豆粥。赤小豆30g，白米15g，白糖适量。先将赤小豆煮熟，再加入白米煮粥加糖。功效是清热利湿，主治痹阻型痛风。

（3）桃仁粥。桃仁15g，粳米160g，先将桃仁捣烂如泥，加水研汁，去渣，用粳米煮成稀粥，即可食用。功效是活血祛瘀，通络止痛，主治瘀血痰浊痹阻型痛风。

二、药物治疗

（一）治疗原则

（1）早期用药。以免贻误治疗时机，影响治疗效果。

（2）尽快控制急性发作。但不宜过早停药，以防复发。

（3）注意急性关节炎发作期的用药禁忌。忌用抑制尿酸生成和促进尿酸排泄的药物，防止延长发作期。

（4）禁用影响尿酸排泄的药物。许多药物可因降低尿酸排泄而导致继发性痛风或加重和诱发原发性痛风急性发作。常见药物包括噻嗪类利尿药、汞剂、氨苯蝶啶利尿药、青霉素、胰岛素、维生素 Bra、乙胺丁醇、吡嗪酰胺及左旋多巴等。

由于高尿酸血症或痛风经常发生在高血压或冠心病人群中，而这类患者经常会服用阿司匹林，因此，关于阿司匹林是否诱发痛风发作常常引起医生和患者担心。目前的研究已经证实阿司匹林对肾脏处理尿酸的作用有两种模式，即在高剂量（每日 3g）以上的促尿酸排泄作用和在低剂量（每日 1～2g）下的尿酸潴留作用。近期进行的两项病例分析评价了阿司匹林对尿酸浓度和排泄的影响。其中一项前瞻性研究选择了无肾脏疾患的痛风和高尿酸血症的老年人服用小剂量的阿司匹林（75～325mg/d），结果发现服用阿司匹林 1 周后，患者的肾功能和尿酸排泄有轻度的下降，但此后该种作用逐渐减弱，肾脏分泌尿酸量逐渐接近于基线水平。但是若合并使用利尿剂和存在低白蛋白血症情况下，阿司匹林不良作用的危险性可能会增加。在另一项研究中，痛风患者每天服用 325mg 阿司匹林，同时服用恒定剂量的丙磺舒，患者的血尿酸和 24 小时尿尿酸分泌量未发生变化。综合试验研究和病例分析结果认为，某些患者痛风发作与小剂量阿司匹林可能相关，但是如果因病情需要服用阿司匹林，则建议不应停服。

（5）注意避免诱发因素。如外伤、过度劳累、感染、失血、手术和精神过度紧张等，预防急性发作。

（6）注意休息、饮食的调理。防止痛风结节的形成，保护肾功能。

（二）痛风发作间歇期、高尿酸血症的药物治疗

高尿酸血症患者何时使用降尿酸药物一直有争议。有学者提出只有当急性痛风性关节炎每年发作 4 次以上，才考虑降尿酸治疗；也有人认为，即使是每年发

作 1 次，从经济角度给予降尿酸治疗也是值得的。大部分高尿酸血症不需要特殊治疗，但由于高尿酸血症是痛风、泌尿道结石、急性尿酸性肾病发生的主要危险因素，因此还需要找出病因，如使用利尿药治疗、体重增加、饮酒、高血压、高脂血症等，制定适当的处理措施。对于有痛风石、合并尿酸性肾病、尿酸性肾结石及肾功能不全患者，应及时进行降尿酸治疗。

此期治疗主要是降低血尿酸，而降低血尿酸水平的药物有两类：一类是促进尿酸排泄的药物；另一类是抑制尿酸生成的黄嘌呤氧化酶抑制剂。这两类药物对痛风性关节炎的急性发作无效，在急性发作未缓解前不要使用，否则可使病情迁延或诱发急性发作。此外，在刚开始使用降尿酸药物时，有可能引起急性关节炎加重或出现转移性急性痛风性关节炎。原因可能是当血尿酸降低后，尿酸盐从沉积的部位溶解重新进入可溶性尿酸池（主要是血液）时，一些尿酸盐结晶发生脱落进入关节滑液中，引发一系列炎症反应所致。因此在开始使用这些药物时可同时口服维持量秋水仙碱（每日 1 ~ 2mg）以预防痛风性关节炎急性发作。如在用药期间痛风性关节炎急性发作，可继续使用原剂量，并给予足量的秋水仙碱或非甾体抗炎药。

1. 促尿酸排泄药物

尿酸排泄减少是原发性痛风的主要原因，使用促尿酸排泄药物可以有效地降低血尿酸水平。这类药物适用于高尿酸血症期及发作间歇期、慢性期。促尿酸排泄药物主要是通过抑制肾小管对尿酸的重吸收而促进尿酸排泄，因此当肾小球滤过率过低（当内生肌酐清除率 <30mL/min）时基本无效。有尿路结石及每日尿酸排出量 >3.57mmol（600mg）以上时也不宜使用此类药物，因为可能促进尿酸性结石形成和痛风肾发生。促尿酸药物大都有不同程度的消化道不良反应，因此应在餐后或餐时服用，同时大量饮水，合用碳酸氢钠等药物碱化尿液，并避免使用利尿药等抑制尿酸排泄的药物。此类药物一般使用时间比较长，可持续用药 12 ~ 18 个月，直至血尿酸水平平稳。但对于 60 岁以上的老年人应慎用。常用药物有：

（1）丙磺舒（probenecid）

丙磺舒是磺胺的衍生物，是最早使用的一种有效的促尿酸排泄药，1950 年开始运用于临床。该药具有抑制近端肾小管对尿酸盐的重吸收、增加尿酸排泄的作用，对肾小球滤过率和肾血流量无明显影响。适用于重度高尿酸血症或慢性痛风性关节炎的长期治疗，对痛风石也有缩小作用，对急性痛风性关节炎无效。研究表明，每日1.0g丙磺舒可使痛风患者肾排尿酸量增加50%，血尿酸水平平均下降1/3。开始剂量为每次0.25g，每日2次，1周后可增至每次0.5～1.0g，每日2次。

丙磺舒安全性较高，不影响电解质代谢，代谢产物主要由胆汁排泄。丙磺舒在正常人刚开始使用时也可促进尿酸排泄，但这种作用很快消失，而对高尿酸血症患者则有长期、稳定的促尿酸排泄效应。丙磺舒的主要不良反应为胃肠道反应、过敏性皮炎、发热，停药后可恢复。餐时或餐后服药可减少胃肠道反应。该药与吲哚美辛、奈普生同时使用，可使血药浓度升高，毒副作用增大，并可增强磺脲类口服降糖药的作用。小剂量阿司匹林可以降低该药的效果。此外，对磺胺过敏、有活动性溃疡以及6-磷酸葡萄糖脱氢酶缺乏症（蚕豆病）的患者禁用此药。

（2）苯溴马隆（benzbromarone）

苯溴马隆又称苯溴香豆酮，商品名痛风利仙或力加利仙（narcaricin）。该药1970年投入临床，在欧美、日本等国家已使用多年，近年来在我国使用广泛，是目前临床上最常用的促尿酸排泄药物之一。苯溴马隆是苯并呋喃的衍生物，是一种强有力的促尿酸排泄药，不影响肾小球滤过率，主要通过抑制近端小管对尿酸的重吸收，增加尿酸排泄，从而降低血尿酸水平。

研究表明，治疗剂量的苯溴马隆对正常人和高尿酸血症患者，均可明显增加尿酸盐的排出量和降低血尿酸水平。与丙磺舒相比，该药作用更快、更强。一般初始剂量为每次25～50mg，每日早餐时口服。服药后1～3周如血尿酸无明显下降，可每日增加25～50mg，一般维持量为50mg左右，早餐时一次口服。对有痛风结节的患者，剂量偏大，可用到每日50～100mg，当血尿酸降低至0.297mmol/L（5.0mg/dl）以下后才给予每日50mg的维持剂量，否则对消除结节作用较弱。

该药不良反应较少，有时有胃肠道反应及过敏性皮炎，但均较轻，一般可耐受。少数患者可有腹泻、肾绞痛和转移性痛风。小剂量阿司匹林可降低其促尿酸作用。苯溴马隆可降低双香豆素的代谢，增强其抗凝作用，冠心病、心脏瓣膜置换术后等患者需要同时服用两种药物时应注意减少剂量和定期检查凝血功能。

（3）磺吡酮

为保泰松的衍生物，有明显的促尿酸排泄作用，但无抗炎镇痛作用。其结构与丙磺舒迥异，但作用机制相同，且作用更强。对丙磺舒过敏或不能耐受的患者可用其替代，在急性痛风性关节炎控制2周后才开始使用本药。开始剂量为每次50mg，每日2次，以后7~10日增加50~100mg，最大剂量为每日总量800mg。常用维持剂量是每次100~200mg，每日2次。

不良反应为胃肠道反应、血小板减少和粒细胞减少、皮炎过敏等，停药后可恢复。因有抗排钠利尿作用，心功能不全患者慎用。该药不可与乙酰水杨酸同服，因可能诱发哮喘病人的支气管痉挛。对双香豆素的抗凝作用是先增强后拮抗。

（4）碱性药物

尿酸在酸性溶液中溶解度很低，如pH值5.0时，1000mL尿液中只有60mg，而pH值6.5时，则100mL中上升到220mg。因此，当尿液pH值越低，尿酸越容易沉积，尿酸性肾结石的发生率越高。研究表明，痛风和高尿酸血症患者的尿pH值普遍偏低，而尿尿酸水平普遍高于正常，因此容易罹患尿酸性肾结石，故痛风患者在大量饮水稀释尿液的同时，还要使用药物以碱化尿液，使尿液pH值维持在6.5~6.8，以促进尿酸排泄，防止尿酸性结石形成或增大。

常用的碱性药物是碳酸氢钠、碱性合剂和乙酰唑胺。

（1）碳酸氢钠：常用剂量为每日3~6g，分3次服用。该药口服吸收良好，不仅可以碱化尿液，还可以抑制有机酸从肾小管重吸收。主要不良反应是消化道反应，长期使用可能导致碱血症。严重溃疡、心力衰竭、肾功能衰竭患者慎用。

（2）碱性合剂：成分为枸橼酸40g，枸橼酸钠60g，枸橼酸钾66g，橙皮浸膏6g，加入糖浆和水至600mL混匀即可。一般每日30~45mL，分3次口服，一般无明显不良反应。

（3）乙酰唑胺：该药为碳酸酐酶抑制剂，能减少碳酸生成，从而使尿液碱化，同时还有利尿作用。痛风患者使用该药，不仅可以通过碱化尿液促进尿酸排出，还有助于患者伴发的高血压、心力衰竭等的治疗。剂量为0.25g，每日2~3次。长期使用由于大量碱性物质从尿液排出，有可能引起代谢性酸中毒。

此外，也可使用陈皮、青皮、金钱草等中药碱化尿液。

2. 抑制尿酸生成的药物

尿酸生成抑制剂主要为黄嘌呤氧化酶（XOD）抑制剂，目前唯一在临床使用的是别嘌醇。别嘌醇是次黄嘌呤的同分异构体，为后者的第七位N和第八位C对调。别嘌醇和黄嘌呤氧化酶的亲和力远超过次黄嘌呤和黄嘌呤，其首先在该酶的催化下氧化生成别黄嘌呤（alloxanthine），后者与黄嘌呤氧化酶的亲和力更高，能与该酶的活性中心紧密结合，使酶分子的钼原子处于 4*，而不能恢复到正常催化状态的 6*，从而竞争性抑制黄嘌呤氧化酶，使黄嘌呤、次黄嘌呤不能转化为尿酸，进而限制尿酸的生物合成。别嘌醇在体内还可以经过补救合成途径，与 PRPP 反应生成别嘌呤核苷酸，这样一方面消耗了 PRPP 使其含量减少，同时别嘌呤核苷酸的结构与 IMP 类似，可以反馈抑制嘌呤和核苷酸的从头合成途径，最终减少嘌呤的合成以及尿酸的产生。

临床上别嘌醇除了可以显著降低血尿酸外，对尿酸盐和草酸钙肾结石的形成有预防作用。适用于原发性和继发性痛风的治疗，包括 24 小时尿尿酸排出过高（600 ~ 1000mg 以上）、合并尿酸盐肾病、反复发作性尿酸结石、肾功能不全以及对促尿酸排泄药物效果差、不能耐受或过敏的患者。在白血病或肿瘤化疗、放疗前使用别嘌醇可以防止急性高尿酸性肾病。但该药对急性痛风性关节炎无效，甚至可能加重或延长急性期炎症。

（1）用量

为减少诱发急性发作，可从小剂量开始，每日 100mg，1 周后加量，直至尿酸降至正常范围。但一般每日 300 ~ 600mg，可分 3 次口服，即可取得较好的作用，严重病例每日可达 1000mg，维持量一般是 300mg。儿童剂量为 8mg/（kg·d）。有报道，别嘌醇 100mg，每晚睡前顿服的疗效与每日 300mg、分 3 次口服并无显著差异。别嘌醇缓释胶囊（路安利）每日 1 粒（0.25mg），不良反应较轻，适合长期使用。

（2）不良反应

其主要不良反应为过敏性皮疹（10% ~ 15%）、发热、转氨酶升高等肝损害以及白细胞减少、血小板减少等骨髓抑制表现。个别患者可以出现严重的上皮溶解或剥脱性皮炎，年发生率为 3/ 万，但致死率可达 70% 以上，应严格注意。还有极少数患者可以出现急性肝细胞坏死，甚至需要肝移植治疗。近年来关于别嘌醇过敏综合征的报道越来越多，这些患者主要表现为对别嘌醇高度敏感，严重皮疹、肝损害的发生率极高，容易死亡。对这些患者应尽量不用该药，必须使用时可采用小剂量脱敏治疗并同时口服抗过敏药以增强安全性。脱敏治疗方法：用 100mg 别嘌醇研碎，配制成 2g/L 的混悬液，取 10mL 混悬液稀释至 100mL。脱敏起始剂量为 50μg/d，每 3 日增加剂量 1 次。高敏患者初始剂量为 10μg 或 25μg，5 ~ 10

日或更长的时间增加 1 次剂量。此过程中应密切观察临床症状，一旦出现发热、皮肤出疹、瘙痒等应及时停药，待症状完全消失后，以上次能耐受剂量的半量开始给药，5 ~ 10 日或更长时间增加 1 次剂量。

别嘌醇可降低双香豆素的代谢，增强其抗凝作用，冠心病、心脏瓣膜置换术后等患者须同时服用两种药物时应注意减少剂量和定期检查凝血功能。此外，由于别嘌醇可抑制黄嘌呤、次黄嘌呤代谢，导致尿液中黄嘌呤含量增加，而黄嘌呤在尿液中的溶解度很低，长期使用别嘌醇有可能引起黄嘌呤肾病和结石形成。别嘌醇与巯嘌呤等其他嘌呤类抗代谢药合用时，还应减少剂量，以减轻毒副作用。另外，尚有报道别嘌醇与非诺贝特合用对高尿酸血症和痛风患者有快速、可逆的降尿酸作用。

痛风患者一旦确诊，在急性期缓解后应及时给予别嘌醇治疗，同时给低嘌呤饮食，从而降低尿酸，但是许多高嘌呤饮食如动物肝、肾、豆类等成分中含有高浓度的铜离子（Cu^{2+}），限制这些食物也就限制了机体从食物中对 Cu^{2+} 的摄入。方克炳等应用口服 1% 硫酸铜溶液 5mL，每日 1 ~ 2 次，不限制高嘌呤饮食，与另一组应用别嘌醇 0.2g，每日 3 次，并限制高嘌呤饮食，治疗原发性痛风患者进行疗效研究比较，结果发现两者均能显著降低尿酸浓度，且前者不影响患者生活质量，认为可能是铜离子（Cu^{2+}）能抑制黄嘌呤氧化酶的活性，从而使尿酸浓度降低。

近年来人们认为痛风患者的高尿酸血症形成的主要原因是尿酸重吸收增加及分泌功能减低，而尿酸生成增加造成高尿酸血症者仅占少数，因而单用尿酸生成抑制剂别嘌醇者较少。临床上对于痛风复发或慢性痛风患者，常联用促尿酸排泄药物。

关于降尿酸药是持续抑或间歇服用的问题一直存在争议。有研究证实持续服用别嘌醇比间断服用者更能有效控制痛风发作。还有研究提示在服药期间血尿酸下降，停药后尿酸快速上升，并导致痛风发作。在用药量方面，有一研究发现当无痛风石、无症状患者尿酸控制在 420μmol/L 时，58% 病人膝关节仍能发现单钠尿酸盐结晶。另一组研究分析了 420μmol/L 以下和 420μmol/L 以上的两组患者，1 年后，56% 后者膝关节尿酸盐结晶清除。上述证据提示间断服用别嘌醇易诱发痛风发作。采取持续治疗并维持血尿酸 420μmol/L 是值得推荐的治疗方案。

3. 其他药物

（1）雌激素

雌激素具有促进肾脏排出尿酸的作用，故女性只有在停经后血尿酸水平才升高。患高尿酸血症的绝经后妇女应用激素替代治疗，可降低血尿酸水平。有报道给高尿酸者 15 例、血尿酸正常者 46 例，共 61 例绝经后妇女，口服雌激素每日 0.625mg 及甲羟孕酮每日 0.625mg，共 3 ~ 12 个月，高尿酸血症的妇女平均血尿酸浓度显著降低，而正常尿酸者血尿酸浓度无明显变化。外源性雄激素疗法在实验性高尿酸血症中可以使嘌呤代谢正常化和维持激素稳态。

（2）尿酸氧化酶

尿酸氧化酶是一种黄曲霉菌培养的非重组性尿酸氧化酶，降尿酸的作用强于别嘌醇。但因其潜在的免疫原性，现正在尝试用甲氧基聚乙二醇共价结合，以改变其免疫原性，并静脉注射给药，用于治疗非霍奇金淋巴瘤的高尿酸血症患者。用黄曲霉菌的 cDNA 克隆和酵母菌生物合成研制而成的重组尿酸氧化酶具有迅速、持久，变态反应发生率低的特点，可用于并发高尿酸血症的白血病和淋巴瘤化疗患者。

（3）抗肿瘤坏死因子 –a

最近发现抗肿瘤坏死因子 –a 疗法可以治疗痛风。一例 53 岁有严重痛风性关节炎患者全身各处关节肿胀，同时伴有肾功能衰竭，使用别嘌醇和苯溴马隆治疗无效，应用抗肿瘤坏死因子 –a 疗法可以明显减轻患者的症状，使关节处的尿酸盐结晶逐渐吸收，并明显改善肾功能。

（三）痛风石的药物治疗

1. 抑制尿酸生成类药物

抑制尿酸生成类药物通过抑制黄嘌呤氧化酶，使得尿酸的生成减少，适用于尿酸生成过多或不适合使用排尿酸药物者。目前别嘌呤醇和非布司他是临床上降低尿酸的一线用药。高于肌酐清除率剂量的别嘌呤醇可有效降低大多数痛风患者的尿酸至目标值，别嘌呤醇剂量递增耐受性良好。非布索坦 40mg/d 与别嘌呤醇 300mg/d 的主要终点非劣效性没有达到，但非布索坦 60mg/d 和 80mg/d 与别嘌呤醇 300mg/d 的非劣效性和优越性分别在 16 周和 24 周得到证实，非布索坦在治疗高尿酸血症中表现出可接受的耐受性。

2. 促尿酸排泄类药物

促尿酸排泄类药物通过抑制近端肾小管对尿酸盐的重吸收，使得尿酸的排泄量增加，从而降低尿酸。患者的适应证是高尿酸血症、肾功能良好。由于此类药物主要通过肾的排泄作用，这样会大大增加尿路结石的风险，所以患者在服药期间需大量饮水或者服用碱性药物来碱化尿液。第一代代表药物苯溴马隆由于有肝毒性，现已经退出欧洲市场。第二代促尿酸药物主要通过抑制肾脏尿酸抑制蛋白（URAT）1 以促进尿酸的排泄，主要代表药物有 Lesinurad、Verinurad 等。Lesinurad 可以有效降低血尿酸并且具有良好的选择性和安全性。

3. 尿酸氧化酶类药物

尿酸氧化酶可以催化尿酸的氧化，形成尿囊素，其溶解度是尿酸的 5~10 倍，是一种容易排泄的代谢产物。由于人体内缺乏这类酶，可通过补充尿酸氧化酶将体内的尿酸转化成尿囊素排泄到体外。尿酸氧化酶类主要药物有重组黄曲霉菌氧化酶和聚乙二醇化重组氧化酶，常用于重度高尿酸血症和痛风石患者。长期使用聚乙二醇化尿酸氧化酶的安全性与 6 个月治疗期观察到的安全性一致，患者的临床症状得到改善。

4. 碱化尿液类药物

碱化尿液类药物有利于尿酸盐的溶解和排泄，维持 pH6.2~6.8 利于结晶排出。碳酸氢钠碱化尿液，使尿酸不易形成结晶体，但长期服用，患者会出现代谢性碱中毒和水肿等症状。

目前最常用的药物就是枸橼酸氢钾钠，提高尿液的 pH 值和增高尿酸盐的溶解度，有效地降低了结晶的形成。枸橼酸氢钾钠可以碱化尿液，有效防止了结晶的沉积，安全有效，不良反应少。

三、手术治疗

痛风及无症状高尿酸血症患者有时须接受不同种类的手术治疗，根据不同的临床特征，可将患者接受手术的范围归纳为以下几类：①与痛风本身有直接关联的手术。主要包括两类，第一类为痛风结节（即痛风石）与慢性痛风性关节炎，导致骨与关节畸形、破坏，影响关节活动，或者结节破溃、感染、无法用药物控制；第二类为泌尿系结石，主要为肾结石，亦可为输尿管或膀胱结石，当药物排石治疗或体外冲击碎石治疗无效，尤其是出现尿路梗阻、反复泌尿系感染危及肾实质及损害肾功能或疑有癌变时，须行开放手术治疗。②与痛风有间接关联的手术。主要包括与痛风密切相关的并存症所导致的一些外科情况须行手术治疗，如胆囊炎、胆石症；冠心病、心绞痛或心肌梗死须行冠状动脉手术；脑出血、肢体动脉闭塞性病变（如肢体坏疽）、主动脉瘤，以及白内障等，都须行手术治疗。③其他与痛风无关联的须行手术治疗的各类外科性疾病。痛风病人接受此类手术的概率与非痛风病人大致相同，仍以腹部外科手术为最常见。

本节主要论述与痛风本身直接有关的痛风结节，以及泌尿系统结石等手术问题。

（一）手术前评估与准备

1. 手术前对患者总体状况进行全面评估

无论是痛风患者或是无症状的高尿酸血症患者均易伴发高血压、动脉粥样硬化，尤其是心脑血管病变，糖尿病亦很常见。但有为数不少的患者在术前未被确诊有糖尿病，以致在手术时诱发酮症酸中毒或非酮症高渗综合征，术后感染机会也明显增加。有高血压及心、脑血管病变者如果术前对其心血管机能状态未进行认真评估，手术风险也较大。痛风患者，尤其是痛风结节程度严重者，多有肾功能受损，如同时合并高血压、动脉硬化，尤其是糖尿病，即使没有痛风结节，甚至是无症状高尿酸血症患者，肾功能受损的可能性也较大。此外，痛风及高尿酸血症患者伴肥胖、高脂血症、胆囊炎或胆石症等病变十分常见，故脂肪肝及肝功异常的发生率也不在少数，术后肝功受损可进一步加重。鉴于以上诸多因素，痛风及高尿酸血症患者必须在手术前接受全面的临床检查，主要范围可归纳如下。

（1）观测血压变化

必要时应行 24 小时动态血压监测，对术前血压始终超过 140/90 mmHg，而尚未治疗者，应给予降压药物治疗；原来已服用降压药者应加大用药量或加用、改用其他降压药控制血压，宜在术前将血压至少控制在 130/85 mmHg 以下。对已有尿酸性肾病或合并糖尿病肾病但无氮血症的患者，降压药物以首选血管紧张素转化酶抑制剂（ACEI），如卡托普利、洛丁新、西拉普利等为宜，也可选用钙通道阻滞剂（CCB），如尼群地平、尼莫地平、氨氯地平等。也可使用血管紧张素Ⅱ受体阻滞剂，如科素亚、代文、海捷亚等降压药，对于须行急症手术者，则可根据适应证在麻醉前及术中选用静脉滴注降压药如 α、β 受体阻滞剂，包括哌唑嗪、酚妥拉明等。

（2）判断心肺功能状态

进行胸部 X 线片、心电图（包括运动试验）、超声心动图、肺功能及左心功能测定等检查。必要时应行心脏核素扫描及冠状动脉造影术，以确定有无心肌损伤与缺血、心律失常、传导系统障碍及潜在的心功能不全，后者又称隐匿性心力衰竭，最可靠的诊断方法是右心漂浮导管检查，如果右心室舒张末期压力 ≥ 10 mmHg（1.33 kPa），则提示有右心室衰竭；如果左心室舒张末期压力 ≥ 18 ~ 20 mmHg（2.4 ~ 2.67 kPa），则提示有左心室衰竭。经上述检查有心脏病伴心功能异常者宜暂缓手术，经治疗使心脏功能状态稳定后再安排手术日期。心肺功能正常而仅有轻度心电图或超声心动图改变，如偶发期前收缩、个别导联 S-T 段及 T 波改变，左室顺应性降低等痛风患者不属手术禁忌证，但术中应行心脏监护。

（3）肾功能检查

对有痛风性肾脏病变（包括肾结石）以及合并高血压、糖尿病的痛风患者均应行肾功能检查，如肾血流量、肾小球滤过率、肌酐清除率、放射性肾图等。如肾功能受损，应根据受损程度决定能否耐受手术，以免在手术后诱发肾功能衰竭。对肾功能正常而仅有蛋白尿的痛风患者，均非手术的禁忌证，但若接受大手术，则应在术中及术后密切观察尿量变化及肾功能状况。

（4）肝功能及 B 型超声波检查

肝酶轻度升高（即不超过正常值上限的一倍）亦非手术之禁忌证，如明显升高，则宜在给予保肝药物治疗情况下安排手术，B 型超声波证实有胆囊炎、胆结石者，在非发作期仍可接受手术治疗。

（5）血糖及葡萄糖耐量检查

无论有无糖尿病病史，所有痛风及高尿酸血症患者均应在术前常规检测空腹及餐后 2 小时血糖。仅测定空腹血糖易漏诊，因为为数不少的 2 型糖尿病患者，尤其是老年人，空腹血糖可以正常而餐后血糖升高，对可疑患者应做葡萄糖耐量试验。痛风及高尿酸血症合并糖尿病时，应在手术前将血糖控制在安全范围内，这一范围并无绝对统一的标准。一般认为空腹血糖在 8 mmol/L 左右、餐后血糖在 10 mmol/L 左右即可考虑手术。术前糖尿病治疗方案是否要变动须视手术类型及术前血糖控制是否已满意并达到安全范围而定。如术前血糖控制已达上述安全范围，则可维持原有治疗方案不变，原来注射胰岛素者可按原剂量及原制剂继续用；原来使用口服降血糖药者，如系小手术，且不影响正常进食习惯，则仍可按原方案服药，但对须行大、中型手术者宜在术前 1 周将口服降血糖药改为胰岛素注射，以便为术后继续使用胰岛素提供剂量参考，有利于术后顺利康复。

2. 术前对痛风及高尿酸血症的评估与处理

患者若处于急性发作期，则宜在发作控制后择期手术。若系急症手术，则可在采取控制急性发作有效治疗措施的同时安排手术。最有效的药物是给予秋水仙碱，必要时可静脉给予肾上腺糖皮质激素制剂。

非发作期痛风患者如果血尿酸低于 390 μmol/L（6.5 mg/d1），则无须进一步降低尿酸，只需维持原治疗方案即可安排手术，如血尿酸超过 390 μmol/L（6.5 mg/dl），尤其是 400 μmol/L（6.67 mg/dl）以上时，如未采用药物治疗者，则手术前宜给予降血尿酸药物如别嘌呤醇或苯溴马隆，以及预防剂量的秋水仙碱，如术前已采用药物治疗者则剂量宜酌情增加，通常在手术前 2～3 天口服秋水仙碱 1 mg，每日 2 次，直至术后 1 周左右。因为手术创伤及应激可诱发痛风性关节炎急性发作，通常是在术后 1 周以内出现，大多数由手术诱发痛风性关节炎的患者在手术前血尿酸值均在 420 μmol/L（7 mg/dl）以上，由此可见术前使血尿酸水平保持在 390 μmol/L 以下对防止术后痛风性关节炎急性发作是十分必要的。手术前要鼓励患者多饮水，注意休息及饮食调理，保持充足的尿量，适当静脉补充液体和口服小苏打碱化尿液（使尿 pH 在 6.0～6.5 之间），这对防止术后痛风性关节炎发作也有一定作用。

（二）慢性痛风性关节炎及结节肿的外科治疗

手术治疗慢性痛风性关节炎及痛风结节肿的目的是矫正畸形，保存或改善关节活动功能，切除较大的结节肿病灶，尤其是那些破溃不愈、合并感染、影响关节功能的结节肿，从而达到去除病灶、减轻疼痛、解除压迫的效果。成功的手术带来的效果是药物治疗无法达到的。有资料表明：痛风患者在关节手术及结节肿（尤其是巨大结节肿）切除之后，关节炎发作次数明显减少，发作程度也减轻，有的肾功能也获改善，这是由于痛风结节切除后，尿酸池容量减少、肾脏排尿酸负荷也减轻之故。

1. 手术适应证

（1）有关骨与关节手术的适应证

第一，关节已被尿酸盐广泛沉积浸泡或被痛风结节侵犯，关节面、软骨、肌腱、滑膜、骨膜以及骨骼本身尤其是骺端遭到破坏，导致持久而顽固的关节疼痛、活动障碍，甚至功能丧失而影响正常生活。

第二，关节已发生强直、畸形或关节骨坏死（如股骨头坏死）。

第三，关节受尿酸侵蚀与破坏后已形成慢性窦道瘘管，以及继发关节腔慢性感染久治不愈。

第四，须用手术复位或固定的骨折、关节脱位等。

第五，已并发慢性骨髓炎。

以上各类骨关节病变常须施行的手术包括：关节成形术、畸形矫正术、骨及关节病灶刮除术与冲洗、全关节或半关节切除术与关节置换术、关节融合术、关节固定术及骨移植术等。

（2）有关痛风结节肿手术的适应证

第一，关节周围或肌腱中的痛风结节影响关节活动与功能，或招致关节变形。手术治疗可帮助关节功能恢复并可防止痛风结节进一步发展与增大而对骨关节产生破坏作用。

第二，较大的结节肿压迫神经，影响关节及肢体功能并出现明显症状，如手腕屈肌肌腱中痛风结节压迫正中神经导致腕管综合征。

第三，痛风结节破溃导致皮肤、软组织坏死，慢性窦道形成，尤其是合并感染，久久不能治愈者，若不行手术治疗有导致全身性感染如败血症的可能。

第四，巨大的痛风结节，尤其是数目较多者，适当手术切除后可减少体内尿酸池的总量，对降低血尿酸，减少痛风发作及减轻肾脏负荷有利。

2. 手术禁忌证

（1）痛风性关节炎急性发作期。

（2）关节或结节肿破溃已合并感染，尚未得到控制者。

（3）合并糖尿病、高血压，血糖及血压未得到满意控制者。

（4）合并有其他内科急性疾病或慢性疾病急性发作者。

（5）有心、肺及肾机能减退，不能耐受手术者。

（6）其他禁忌证与一般外科手术禁忌证相同。

3. 手术技术要点与注意事项

应根据病人不同情况，尤其是关节及结节肿病变的性质、部位、结节肿大小及有无破溃等选择不同的手术方案，应以尽量保存肢体、关节的良好功能状态为原则。

（1）范围不大的手术，尤其是局部尿酸盐结晶刮除或结节切除术的宜采用局部麻醉，而范围较大的关节手术则根据病人情况选用椎管麻醉（硬膜外），必要时才选用全身麻醉。

（2）手术过程中要尽量保护神经与肌腱，切勿切断或损伤神经与肌腱。如果肌腱中有结节肿须行切除，一定要采取与肌腱平行的纵向切口做楔形切除或尽量刮除。

（3）关节手术时尽量避免切开关节囊。如结节侵犯至关节腔并浸润到干骺端，应尽可能地采用开洞刮除冲洗结石手法，不要轻易破坏骨膜及过多地损伤骨质。只有对那些关节破坏明显或有严重畸形的小关节，才考虑关节切除术或关节病灶刮除与关节融合术。

（4）对较多数量或巨大的痛风结节肿，可采取分期手术，不要急于一次性切除，以免手术创伤过大，发生并发症。

4. 手术后处理

手术后仍应密切监测血尿酸、血糖电解质及其他生化指标。

务必使血糖维持在正常或接近正常范围内，对于不需禁食的小手术，术后降糖药治疗方案可与术前相同，口服降糖药或胰岛素，只是在用药剂量上可能要做一些调整。对须禁食的大、中型手术则术后须静脉滴注胰岛素，直到恢复进食即可改为皮下常规注射胰岛素，至切口愈合，病情康复。血糖稳定后，如果每日胰岛素用量仅在 20 U 左右，即可考虑改为口服降血糖药治疗。手术后应续予口服降血尿酸药以使血尿酸水平保持在正常范围内，并多饮水（或充分静脉补液），使尿液 pH 在 6.0 ~ 6.5 之间（可口服碳酸氢钠片或枸橼酸钾液），以防止术后痛风性关节炎发作。

手术后无论有无感染，所有患者均应接受抗生素治疗，术后宜早期恢复关节活动，但不宜增加病骨的负重，以免发生骨折。

（三）泌尿系尿酸结石的外科治疗

痛风及高尿酸血症患者泌尿系统尿酸结石的发生率平均为25％左右，最高可达50％，其发生率与血尿酸水平呈正相关。结石成分绝大多数为尿酸盐，也可为草酸钙、磷酸钙结石。其最大的危害是：①导致肾局部损伤、炎症及纤维化；②尿路梗阻及梗阻以上积水、压迫肾实质、导致肾萎缩；③诱发泌尿系统难以治愈的感染，进而促进结石扩大与数量增多，形成恶性循环，严重的感染可发展为脓肾而危及生命。以上这些危害的最终结局是肾功能衰竭，因此对泌尿系统结石应采取积极的防治措施。控制高尿酸血症及防止痛风急性发作乃是最根本的防治手段。遗憾的是内科排石治疗（保守治疗）仅对结石直径在 1 cm 以内的沙砾状或鱼子样结石有效。

保守治疗主要包括大量饮水、碱化尿液并作跳跃运动，解痉止痛剂之应用，给予促进结石排出及溶解的药物如中成药排石冲剂等。结石直径大于 1 cm、外形不规则且比较固定者常需要外科治疗。目前外科范围内的治疗方法主要包括以下几类：①开放手术取石术；②经皮肾镜取（碎）石术；③经尿道膀胱及输尿管内镜取（碎）石术；④体外冲击波碎石术。

1. 开放手术取石术

由于医疗器械与技术手段的不断革新，大多数痛风伴泌尿系结石的患者采用非开放性手术治疗或体外冲击波碎石就能达到消除结石的目的。目前需用开放手术取石治疗者仅为8％～10％，临床医师应严格掌握开放手术取石的适应证。主要适应证包括以下几点：

（1）结石引起尿路急性及慢性梗阻，尤其是出现肾盂积水，非手术疗法无效者。

（2）多发性肾结石及尿路梗阻，病肾已无功能，且招致反复泌尿系统感染者。

（3）反复发作肾绞痛、血尿，非手术疗法无效，对病人造成严重痛苦者。

（4）结石合并严重感染，形成脓肾或肾周围脓肿者。

（5）疑有癌病变者（如肾癌、膀胱癌）。

（6）肾结石合并尿路狭窄、闭锁、炎性粘连等。

如有泌尿系感染，应在术前使用抗生素控制感染。手术方案根据结石部位、数量、大小等，可分别选用肾盂或肾窦内肾盂切开取石术、肾实质切开取石术、膀胱或输尿管切开取石术等。术中及术后主要并发症有出血、尿瘘、感染、手术损伤等。

2. 经皮肾镜取（碎）石术

这是治疗肾及输尿管结石的主要手段之一，与上述开放手术相比具有损伤小、恢复快、费用低等优点，若与体外冲击波碎石联合直用，其肾结石治疗成功率可达98%，输尿管结石治疗成功率达80%～90%。

此术适应证较广，凡不能保守治疗排出的结石（直径均在1 cm以上）均可用本手术治疗。但明显肥胖病人用本手术治疗较困难，另外，右肾上极或左肾上极结石分别合并肝、脾肿大者不宜做此手术，以免损伤肝脾而招致不良后果。

手术具体方法是要建立由皮肤到肾脏内的最佳通道（即靠结石最近的通道），然后一期或二期完成取石，可在荧光屏透视下用套石篮取石，或用取石钳抓取结石。此外，也可用机械碎石、超声碎石或液电碎石等手段将结石击碎，然后逐个用取石器械取出。

其并发症主要有出血、肾盂肾盏或肾实质损伤、感染等。手术中出血除与手术不当，止血不彻底有关外，尚与感染、炎性肉芽肿引起血管破坏、血栓脱落等因素有关。感染是经皮肾镜取石术最常见的并发症之一。以尿路感染为最常见，严重者可发生败血症，尿培养最常见的细菌为大肠杆菌，其次为链球菌、葡萄球菌等。发热虽为感染后的最常见临床表现，但15%～20%的病人术后24～48小时内也可出现发热，有时高达40℃以上，一般持续2～3天消退，而尿培养均为阴性，亦无其他感染迹象，即所谓术后高热，并非由感染引起。

文献有报道，经皮肾镜取石术可发生邻近脏器如肝、脾、胰、十二指肠、结肠、肺及胸膜等损伤，偶可发生气胸，故手术操作过程中要十分细心。此外偶有发生肺栓塞、套石篮断裂残留的报告。

3. 经尿道、膀胱及输尿管内镜取（碎）石术

输尿管结石大多数是在肾内形成后下降至输尿管所致。临床研究表明：直径在5 mm以内的输尿管结石，尤其是输尿管下段结石大多数能通过保守疗法自行排出。直径大于5 mm以上的输尿管结石，特别是位于输尿管上段者，则不易通过保守治疗自行排出。此时，可考虑经尿道输尿管肾镜（在X线导向下）以套石篮或带环套管取出结石，对于较大的输尿管结石包括肾盂结石可先在输尿管肾

镜下行激光、超声或液电碎石后，再用器械（套石篮或带环套管）取出结石。主要并发症包括血尿、感染、输尿管穿孔或撕脱、套石篮或套管断裂及残留等。

源于膀胱内的膀胱结石一般较输尿管结石大，直径多在 1 cm 以上，直径大于 3 cm 以上者常须在输尿管肾镜下先行碎石，然后用器械取出，过大者可考虑开放手术治疗。

凡合并急性尿路感染，尿道狭窄，前列腺增生者均不宜采用经尿道内镜取（碎）石术。

4. 体外冲击波碎石术

体外冲击波碎石技术于 1980 年首先在德国用于治疗肾结石，以后迅速在世界推广，我国于 1985 年正式应用于临床。其原理是利用特殊发生器设备产生高能冲击波，在超声引导下经皮肤组织聚焦于结石的表面将结石击碎。每个患者平均接受 1000 ~ 1500 次冲击波冲击，结石碎屑在数天内可随尿排出。

（1）体外冲击波碎石的适应证与禁忌证

体外冲击波碎石几乎可以治疗所有的泌尿系结石，如肾、输尿管、膀胱结石等，但在选择治疗对象时必须结合痛风患者病情，如结石数量、大小、形状、性质，有无高血压、糖尿病及泌尿系感染等进行综合考虑，不能单从结石一方面出发，这样才能提高疗效，减少并发症。

体外冲击波碎石的禁忌证包括以下几点：①结石以下尿路有器质性梗阻为绝对禁忌证，因为结石击碎后非但无法排出，反而会加重梗阻，故须先行解除梗阻后才考虑体外冲击波碎石治疗。②身体过度肥胖，由皮肤表面至结石的距离超过13 cm，不宜用体外冲击波碎石治疗。③泌尿系统急性炎症或慢性炎症急性发作期不宜用体外冲击波碎石治疗，宜先使用抗生素使感染基本控制后再行体外冲击波碎石治疗。④肾脏本身病变引起之肾功能不全，如尿酸性。肾病已合并中度氮质血症及痛风伴糖尿病肾病已达第 3 ~ 4 期阶段，均不宜用体外冲击波碎石治疗，以免碎石使肾功能减退加重，但若为结石梗阻造成的肾功能不全，则应积极采用ESWL，以尽快解除梗阻，促进肾功能之恢复。⑤有出血性疾病或正在使用抗凝药物的患者。⑥合并有高血压、脑血管疾病、心力衰竭、心肌梗死及严重心律失常者。⑦巨大的尤其是鹿角状结石，体外冲击波碎石效果不好，所以应以手术取石为主。

（2）麻醉及治疗要点

目前新型碎石机加大了反射体的口径，使体表单位面积承受的冲击波能量明显减少，故痛感随之减轻，因而大多数病人无须麻醉。对少数耐受性差的患者可给予适量镇静止痛剂，如安定、哌替啶等。术前也可适当给予阿托品或654-2注射。体外冲击波碎石治疗原则是：对多发性结石应先治疗导致梗阻及影响尿路引流的结石（如肾盂、输尿管交界处结石、输尿管结石）。对巨大结石宜分次击碎，不要一次求成。要选好合适的冲击部位及有效的冲击电压，每次冲击200次即应仔细观察结石粉碎情况及碎石的部位，然后再做治疗调整。

（3）体外冲击波碎石治疗的并发症

主要包括：①血尿，几乎见于100%患者，血尿程度不一，多数可在1~3日内消失，如血尿持续存在，则应注意有无肾裂伤、肾血肿等并发症。②发热，见于20%~50%的患者，应考虑有无泌尿系感染及组织损伤所致之发热。③碎石堆积，主要见于较大的肾结石患者，碎石在输尿管排列成串，故又称石街（stone-street），其主要危害是造成输尿管梗阻、感染，从而影响肾功能。故在体外冲击波碎石治疗后应密切观察（B超及X线片），1周左右仍不能排出者，宜再行体外冲击波碎石治疗。如仍无效者，应接受手术治疗。④绞痛，为常见的并发症，可由碎石刺激肾盂及输尿管平滑肌，致其发生痉挛或由于输尿管梗阻，导致其扩张、水肿、渗出等引起。可予以解痉，止痛及消炎抗菌治疗，如无效可考虑再行体外冲击波碎石治疗，先解除梗阻。⑤其他并发症如肾损伤、肾周围血肿、肝胆损伤、心血管并发症（心律失常、心搏骤停、高血压）、上消化道出血、肺出血、肝功受损、胰腺炎、脓肾，尿闭等，临床均有报道。

总之，在决定采用体外冲击波碎石治疗时应做好术前各项准备工作，选择好适应证及合理的冲击部位与最佳工作电压。术后要密切观察，判断其效果与有无并发症，并采取及时的治疗措施，这样才能确保体外冲击波碎石治疗安全有效。

（四）痛风石的传统手术治疗

1. 病灶切除

痛风石手术治疗的主要目的是解除痛风石对关节、组织和神经的压迫或者去除已经破溃的经久治不愈的痛风石。痛风石手术治疗的适应范围包括已经引起关节畸形并引起功能障碍从而影响了日常生活；压迫皮肤，已经形成或即将出现皮肤破溃；窦道形成，粉笔样物质渗出或伴有不同程度的感染；关节活动障碍，神经受压出现卡压症状；痛风结石过大，难以自行吸收；尿酸控制不理想，急性痛风会反复发作。手术治疗前，必须将患者的血尿酸控制在正常范围内，以防止术后引起急性痛风性关节炎。痛风石是储存尿酸盐的地方，可以不断地向血液中释放尿酸盐，一旦形成痛风石，应尽早进行手术治疗。切除痛风石后可以有效地降低血液中的尿酸盐的沉积和减轻肾脏负担，也防止后期的关节变形。张潇潇等[①]将80例痛风性膝关节炎患者随机分成研究组和对照组，对照组采用药物保守治疗，研究组采用微创针刀镜进行手术，尽可能地刮除、取净痛风石，并用大量生理盐水进行冲洗。研究组的总有效率明显高于对照组的总有效率（P＜0.05）。证明针刀镜可以有效缓解患处疼痛，促进关节恢复。

2. 创面修复

痛风石随着关节处尿酸盐结晶不断地增多，内部压力增高，常常使局部皮肤膨胀、菲薄。加上尿酸盐的侵蚀作用，使其表面皮肤完整性受到破坏，抗牵拉性能力下降，一旦受到外界带来的摩擦、压力以及创伤等原因可发生溃烂，"牙膏状"尿酸盐结晶物质就会从破溃的地方漏出来。痛风石一旦破溃很难自行愈合，痛风石越大、破口越大则越难愈合，即使较小的破口也难以自行愈合。创面破溃难以愈合的主要有：第一，痛风石由于破溃处血液循环较差，细胞的再生能力弱，再加上感染和慢性肉芽肿等原因，难以自行愈合；第二，痛风石的尿酸盐不断地从破溃处流出，刺激创面，阻碍了愈合；第三，破溃处的皮肤及软组织极易发生感染，一旦感染形成，往往会变成慢性化脓性病灶，造成创面不愈合。

利用3%的柠檬酸可治疗长期未治愈痛风溃疡性的创面，1次/天，连用22天。在第22次使用3%的柠檬酸时，伤口已经完全闭合。

采用游离股前外侧皮瓣可治疗大面积溃疡的痛风石患者，术后要定期服药控制血尿酸的水平。在进行重建手术3个月后，缺损处可得到很好的覆盖和治愈。

3. 引流术

充分地引流是痛风石治疗过程中重要的一步，一直是临床上治疗痛风石的主要手段。负压封闭引流（vacuum sealing drainage，VSD）是由德国博士弗莱施曼

---

① 张潇潇, 邓光明, 侯琳. 微创针刀镜治疗膝关节痛风性关节炎的临床疗效 [J]. 大医生, 2019, 4（3）: 15-16.

（Fleischmann）发明的，近几年来，得到了国内外的广泛应用，尤其在创面愈合方面取得了不错的效果。VSD 可以促进伤口的血液循环，促进新生血管进入创面，抑制细菌的生长，刺激肉芽组织的生长，充分引流，促进伤口愈合。VSD 不但有效地降低了感染率，还减少了患者的住院费用、节约了医疗资源等。

采用 VSD 联合自体富血小板凝胶治疗顽固性溃疡，术后第 7 天，移除 VSD 敷料，伤口血液供应充足，新鲜的肉芽组织生长良好；术后第 36 天，创面深度明显变浅，肉芽组织生长，形成上皮组织，继续换药 14 天后伤口愈合。

（五）经筋微创痛风石切除术治疗

1. 经筋理论研究

（1）经筋理论和疗法的起源

经筋理论和疗法是人类祖先在劳动生活实践中的产物。其理论的产生与针刺疗法的临床实践密切相关。针刺疗法起源于原始社会的上古时代，最早被人们利用的工具是砭石，后逐渐出现石针、骨针、竹针等。炼金术出现后，金属针具得到应用，后中医学迅速发展，经筋理论及疗法随着实践经验的积累和古代哲学思想及其他自然学科的影响开始形成和发展。

（2）经筋的概念

中医理论中的"经筋"自成体系，可遍布于周身内外，为经络之气同行的场所，有经脉处，则必有经筋。有别于狭义上的五体之"筋"。《内经》认为筋与脉、肉、皮、骨合为五体，为肝脏所主、气血所养，相当于四肢与躯干部位的软组织，与肢体活动密切相关，含义非常广泛，如《素问·痿论》有曰："宗筋主束骨而利机关也"，《杂病源流犀烛·筋骨皮肉毛发病源流》："筋也者，所以束节络骨，绊肉绷皮，为一身之关纽，利全体之运动者也。"

（3）经筋的循行与功能

十二经筋起于四肢指（趾）爪之间，行于四肢肌肉关节部位，走向头、胸、腹，内连于胸腹、外连于四肢百骸，表里相通。按部位分为手足三阴三阳，既有一定的循行范围，又有同于十二经脉的分布规律，即：手足六阳之筋分布于肢体外侧，阳明在前、少阳在中、太阳在后；手足六阴之筋分布于肢体内侧，太阴在前、厥阴在中、少阴在后。手三阴三阳经筋均起于手指，手三阴循臑内上行至胸中，结合于贲门，终于胸腹；手三阳循臑外上行，终于头面，结于头角（即额角）；

足三阴三阳经筋均起于足趾，足三阴循股内上行，结于阴器，分别终于头、胸、腹，循行范围最为广泛；足三阳循股外上行，经过缺盆处后终于头面，到达眼部周围，足三阳经筋结合于顺（面颧部）。

十二经筋是经筋系统的主要组成部分，其不同的循行与关联，表现出复杂的生理功能：①约束骨骼，主司关节之运动。《素问·痿论》曰："阳明者……主润宗筋，宗筋主束骨而利机关。"束骨即将两块或多块骨骼束成一体之意，这样连属关节的作用是经筋的基本功能，经筋附着于活动的关节，以膜相坠，主其运动。②联络百骸，维络周身，顾护脏腑。《素问·五脏生成》有曰："诸筋皆属于节。"十二经筋在外结聚于周身各关节，在内连属脏腑膜原，使得周身百骸相互连结。③运行经气，输布精津。经脉伏行于经筋，揭示经筋系统是经脉气血运行通道，对经脉气血及精津运行输布起重要调节作用。

（4）经筋微创治疗的分类及器械

经筋微创治疗的分类包括无创治疗、超微创治疗、微创治疗。无创治疗包括中药熏蒸和外敷等，超微创治疗主要指经筋刀和射频燔针，微创治疗主要指针刀镜治疗。

经筋刀主要包括经筋平口刀和分离刀。二者均可在镜下或盲式下使用，而前者用于软组织的切割，如皮肤、筋膜、滑囊、韧带等，为分离刀的进一步剥离开通入路；后者用于软组织的分离，将肌经筋膜结节、结点及其周围筋膜组织分层次地疏通，打开气血运行通道，疏散邪气。

射频燔针是根据中医理论中关于"燔针劫刺"特色疗法，结合现代射频数控技术的一种治疗手段，其针体能够精准控制针刺的时间与温度，在不损害正常组织的前提下，清除经筋节点病灶，疏通经筋，进而缓解疼痛症状。多应用于各类风湿病、顽固性疼痛、慢性劳损性疾病等。

针刀镜系统的组成包括针刀镜手术器械、冲洗系统、刨削系统、影像系统、射频系统。在可视条件下，疏通病灶结点对经筋的痹阻卡压，通过冲洗系统清除关节腔内或经筋内的组织间炎症因子，缓解痰瘀互结的病理产物，快速、有效地保护肌肉、肌膜、韧带、关节、软骨等免受进一步损害。多用于各类风湿性疾病，如类风湿关节炎、强直性脊柱炎、系统性红斑狼疮、痛风性关节炎、颈椎病、腰椎间盘突出等。

2.经筋微创针法治疗痛风石的具体技术

（1）针刀镜

对于不明原因关节肿胀和疼痛的患者，可以通过针刀镜直观地观察关节腔内的病变。如果观察到尿酸盐晶体，有助于明确诊断为痛风性关节炎；根据关节腔内尿酸盐晶体沉积情况判断病情，调整诊疗方案。针刀镜治疗尿酸盐结晶沉积，主要还是为了改善关节环境，同时减少降尿酸治疗的周期。

针刀镜是近年来兴起的痛风手术治疗方法，可以说是关节镜手术的改进版，但是并不能代替关节镜。与关节镜的区别还是在于针刀镜主要是微创治疗，对于痛风性关节炎出现尿酸盐结晶沉积在软骨但没有形成痛风石或是已经出现痛风石但直径较小或"石头"不多的情况，可以采用针刀镜在微创、可视的条件下，通过特殊的针具，完成关节内松解组织粘连、清除尿酸盐晶体、修复关节面和灌洗关节腔等治疗（见图8-1）。

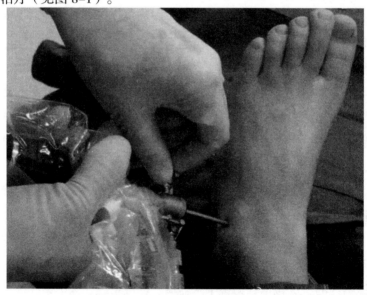

图8-1　针刀镜进行关节腔灌洗和修复

（2）经筋刀、水筋刀

经筋刀、水筋刀可以清除沉积的尿酸晶体，清除炎症因子、炎症液体积聚，放松、疏通粘连组织和压迫，迅速缓解疼痛、肿胀，保护未受损的关节软骨和骨，防止进一步破坏关节软骨和骨，改善活动，防止关节畸形，防止痛风关节炎复发；软化、清除痛风结石，改善关节功能和外观。采用经筋刀治疗，也是为了能够松解关节，让关节急性痛风发作频率降低。

经筋刀主要是采用经筋平口刀、分离刀、平刃针等在针刀镜下或盲式使用，可以进行局部关节的松解，也可以进行大范围筋膜间的松解，主要用于解除关节外的"横络"，对肌腱、关节周围渐渐附着点炎症进行处理，打开气血运行的通道（见图 8-2）。相比针刀镜而言，经筋刀可以列为无创治疗或超微创治疗的范畴，一般术后无须缝针，12 小时左右伤口即可自愈。

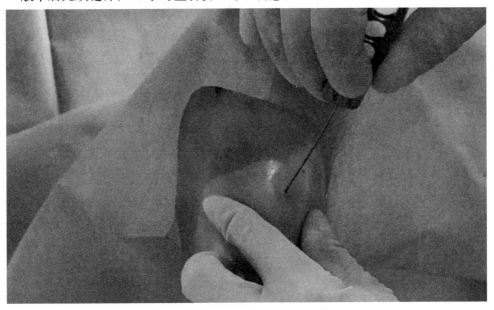

图 8-2　经筋刀进行关节筋膜松解和炎症清除

对于无痛风石的痛风患者采用针刀镜结合经筋刀的治疗方法，主要还是在于一方面针刀镜对出现尿酸盐结晶的关节部位采用关节外组织治疗，以剥离、松解为主，关节腔内治疗以清除尿酸盐结晶沉积、松解粘连和组织修复为主；另一方面，经筋刀是对已经出现急性痛风性关节炎发作的部位辨别经筋病变，查找病变结点，以清除炎症为主。

因为针刀镜和经筋刀都属于经筋微创治疗的两个不同方法，对于痛风治疗而言这两种方法是祛炎症和去除尿酸盐结晶相互结合，而且都是对已经沉积了尿酸盐结晶的滑膜、软骨进行清除，那么两者可以结合吗？当然可以，在可视的情况下进行筋脉的疏通，以及关节致炎因子、免疫复合物、尿酸盐晶体的清理、疏通和灌洗，其实也是事半功倍。

简单地说，就是"解结"和"松节"相结合，一般来说如果出现了急性痛风性关节炎发作频繁或者说发作周期加长，在即将进入慢性痛风性关节炎期或长出痛风石之前，采用针刀镜与经筋刀的结合，可以避免痛风石的形成；如果辅助以降尿酸治疗，则血尿酸水平可以迅速降低。

3.针刀镜结合经筋刀的临床指标与术后安全性比较

笔者选定某医院10237名痛风性关节炎患者的临床资料，并从中随机选取了478名痛风患者，均分为对照组和干预组，并排除重要器官疾病。

对照组和干预组的基本数据包括：对照组男性137名，女性102名，平均年龄（54.67±2.93）岁；干预组男性121人，女性118人，平均年龄（55.98±2.76）岁。其中对照组单一采用针刀镜进行治疗，一般术后第二天可以进行功能锻炼；干预组采用针刀镜配合经筋刀治疗，一般术后24小时可以进行关节活动。

我们使用Lysholm评分总分100分，如果＜70分，则膝关节功能明显有障碍；VAS评分用于评估疼痛，0分表示无痛，10分代表难以忍受的疼痛；使用CPR病理学指标来评价患者治疗前后的应用效果；使用临床有效率评分，临床症状消失、无疼痛感、未发生并发症、半年内未发生急性痛风为痊愈标准。

对照组和干预组两组痛风患者治疗前后Lysholm评分、VAS评分、CRP评分情况比较显示，干预组的临床指标评分优于对照组，且两组结果存在显著差异（见表8-1）。

表8-1　两组患者治疗前后临床指标情况比较（$\bar{x}\pm s$）

分组	Lysholm评分		VAS评分		CRP评分	
	治疗前	治疗后	治疗前	治疗后	治疗前	治疗后
对照组	54.12±1.67	88.34±1.45	89±22	40±12	8.5±1.5	1.8±0.5
干预组	53.79±1.37	96.27±1.69	84±20	27±9	8.8±1.7	2.9±1.1
T	0.278	3.534	0.298	2.892	0.241	3.263
P	＞0.05	＜0.05	＞0.05	＜0.05	＞0.05	＜0.05

对照组和干预组两组痛风患者安全性情况比较显示，干预组术后安全性、治疗有效率要高于对照组（见表8-2）。

表8-2　两组患者术后安全性情况比较（n，%）

分组	例数	治愈	好转	未愈	治疗有效率（%）
对照组	239	101	70	68	71.55
干预组	239	200	27	12	94.88
X^2					6.445
P					＞0.05

　　也就是说，针刀镜结合经筋刀治疗，如果从患者体验感来说，对于术后的疼痛和手术中的出血情况都有不同程度的减轻；如果从治疗手段来说，兼顾了改善关节肿痛、提高关节活动度以及减少痛风石的发生率三者结合，同时也在一定程度上改善了尿酸池；这样既可以减轻关节内的组织炎性刺激反应，又把附着于关节的尿酸盐晶体清除。

　　虽然强有力的降尿酸药物可能让痛风结晶得到部分溶解，但是太多的结晶是难以短期溶解排除，而且不可能完全溶解。可以采用针刀镜结合经筋刀的方法，冲洗出悬浮或者脱落的尿酸盐结晶，同时清除关节腔内的炎性因子。

　　针刀镜结合经筋刀治疗对于大关节尤其是关节间隙较小的关节难以操作，有时候如果在膝关节、腕关节发现大量的尿酸盐结晶，也需要采用关节镜进行治疗。还必须强调的是，痛风不能一味依靠手术，而忽视了降尿酸治疗。手术治疗虽能清除局部痛风结晶、降低体内尿酸总量，但是也不能做到根治痛风的目的。

结 束 语

本书探究了骨质疏松诊疗全程干预策略、高尿酸血症—痛风—痛风石全程干预策略。

（1）骨质疏松症是一种全身代谢性骨病，好发于老年人，其患病率随着人群年龄的增加而增高。我国是骨质疏松高发地区，随着人口老龄化的加剧，骨质疏松患者逐渐增多，骨质疏松症已经成为全球范围内广泛存在的公共健康问题。药物治疗是应对骨质疏松症积极且有效的手段，临床上用于治疗骨质疏松的药物包括促进骨形成药、抑制骨吸收药和兼顾上述两种疗效的双重作用药物。骨质疏松症属于慢性疾病，用药时间长且联合用药普遍，因此临床上更应谨慎用药，为患者制定个体化给药方案。本书就骨质疏松药物、骨质疏松诊疗全程干预策略进行综述，以期为骨质疏松症的防治提供参考和帮助。

（2）高尿酸血症是由于体内嘌呤代谢紊乱导致的代谢性疾病。高尿酸血症不仅是痛风最重要的危险因素，也与多个重要靶器官损害密切相关。目前临床上使用的降尿酸药物存在一定的副作用且大多治疗成本较高。营养素是维持人体基本功能必不可少的物质。研究发现，叶酸、维生素 C、血清磷、血清镁等营养素与高尿酸血症发生风险呈负相关，提示营养治疗可能是防治高尿酸血症的潜在策略。

痛风是由高尿酸血症引起尿酸盐结晶沉积在关节周围而引发的最常见的炎性关节炎。高尿酸血症和痛风的遗传模式非常复杂，由一系列主效和微效基因所控制并与环境相互作用。血液尿酸水平受肝脏中尿酸的产生量及肾脏和肠的排泄与重吸收平衡状态的影响，所以对体内尿酸稳态的控制是治疗高尿酸血症和痛风的关键。

痛风石由尿酸及尿酸盐晶体沉积于外周骨及软组织而形成，常发生于四肢关节及皮下，其不仅影响局部外观，还可破坏骨与关节结构，影响肢体的正常功能。传统经典药物治疗是控制高尿酸血症的必要措施，然而对于晚期痛风石，药物难以有效，手术治疗可清除痛风石，控制机体尿酸总量，改善局部功能，但其创伤较大且易复发。

参考文献

[1] 彭坤. 骨质疏松性骨折治疗效果的改善：研究现状及策略分析 [J]. 中国组织工程研究，2022，26（06）：980-984.

[2] 高俞锦，彭双麟，马治超，等. 糖尿病骨质疏松症模型小鼠脂肪干细胞的成骨能力 [J]. 中国组织工程研究，2022，26（07）：999-1004.

[3] 黎晓伟，邓程远，周桂娟，等. 肌少-骨质疏松症：骨骼与肌肉的相互作用 [J]. 中国组织工程研究，2022，26（11）：1752-1757.

[4] 唐志宏，段浩，钟宗雨，等. 间充质干细胞移植治疗骨质疏松症的机制 [J]. 中国组织工程研究，2022，26（19）：3090-3094.

[5] 裴越，喻嵘，熊韬，等. 中医药治疗原发性骨质疏松的用药规律 [J]. 中国骨质疏松杂志，2022，28（01）：75-79.

[6] 朱洁云，高敏，宋秋韵，等. 中国老年人骨质疏松症患病率的 meta 分析 [J]. 中国全科医学，2022，25（03）：346-353.

[7] 宁传荣，李倩. 维生素 K 在骨质疏松症治疗中的临床研究进展 [J]. 沈阳医学院学报，2022，24（01）：76-80.

[8] 易生辉，招文华，任辉，等. 中西医治疗绝经后骨质疏松症的研究进展 [J]. 中国实验方剂学杂志，2022，28（05）：274-282.

[9] 吴振斌，叶丹丹，陈西玲，等. 骨密度及骨代谢指标与骨质疏松性骨折相关性研究 [J]. 中国医药指南，2022，20（06）：29-32.

[10] 邓睿华，许小明，钟际香，等. 绝经后骨质疏松妇女运动管理的最佳证据总结 [J]. 护理研究，2022，36（04）：640-644.

[11] 杜丽坤，李佳睿. 骨质疏松症的中医认识及防治 [J]. 中国骨质疏松杂志，

2022，28（02）：296-299.

[12] 任昀，陶立元，范东伟.骨质疏松与认知障碍关系的研究进展 [J].中国全科医学，2022，25（11）：1406-1410.

[13] 于龙，王亮.老年骨质疏松症现状及进展 [J].中国临床保健杂志，2022，25（01）：6-11.

[14] 彭永德.骨质疏松症的药物治疗进展 [J].中国临床保健杂志，2022，25（01）：17-21.

[15] 马腾，陈德强，王卫国.骨质疏松症与甲状腺功能亢进的关系 [J].中国骨质疏松杂志，2022，28（03）：380-385+439.

[16] 廖荣臻，陈德骏，何敏聪，等.老年性骨质疏松症中医证型与脂代谢中细胞外信号调节激酶的相关性 [J].中国组织工程研究，2022，26（29）：4704-4708.

[17] 郑苗，魏祺，徐又佳.重视骨质疏松性骨折后康复治疗 [J].中国骨质疏松杂志，2022，28（04）：619-624.

[18] 王淑芳，王秀艳，闫玉伟，等.老年男性发生骨质疏松的影响因素及其健康体适能情况研究 [J].中国全科医学，2022，25（18）：2188-2193.

[19] 戴靖榕，李婕，何旭，等.慢性疾病稳定期老年患者发生骨质疏松症的影响因素研究 [J].中国全科医学，2022，25（18）：2194-2200.

[20] 管孟琪，周振薇，幺宝金，等.传统中医理论指导下的中药防治骨质疏松研究进展 [J].中国中医基础医学杂志，2022，28（04）：649-653.

[21] 刘迪一.骨骼，不只是"脚手架" [J].世界科学，2022（04）：18-21.

[22] 郑创义，李学东，杜世新.缝隙连接蛋白 43 在骨骼发育和塑形中的作用 [J].国际骨科学杂志，2009，30（02）：134-136.

[23] 宋柏杉，孙启才.骨质疏松症 [J].健康人生，2019（9）：12-14.

[24] 单祎娜，王莉.骨质疏松症诊断和治疗进展 [J].医学综述，2019，25（18）：3652-3656+3661.

[25] 孙梦华.骨质疏松性骨折危险因素筛查及与中医体质、血清 IGF-I、IL-6 相关性分析 [D].北京：中国中医科学院：2021：19.

[26] 黄宏兴，吴青，李跃华，等．肌肉、骨骼与骨质疏松专家共识 [J]．中国骨质疏松杂志，2016，22（10）：1221-1229+1236.

[27] 张立兴，梁云川，张斌，等．影响经皮球囊扩张椎体后凸成形术治疗骨质疏松性椎体压缩骨折效果的相关因素分析 [J]．中国医药导报，2013，10（12）：51-53.

[28] 徐昕，云雄，邓迎生，等．椎体压缩骨折术后骨折改善率相关影响因素分析 [J]．临床骨科杂志，2012，15（3）：258-260.

[29] 张亮，王静成，冯新民，等．唑来磷酸在骨质疏松性椎体压缩骨折椎体后凸成形术后的应用 [J]，实用医学杂志，2015，3l（2）：283-285.

[30] 钟远鸣，程俊，张家立，等．经皮穿刺椎体成形术治疗脊柱肿瘤疗效及安全性的 meta 分析 [J]．中国全科医学，2014，17（33）：3974-3978.

[31] 王旭，袁翠华，陈继良，等．单侧与双侧 PKP 治疗老年骨质疏松性脊柱爆裂骨折的比较 [J]．中国骨与关节损伤杂志，2012，27（9）：819-820.

[32] 张豪伟，刘帅，董胜利．PVP 联合抗骨质疏松"三联"用药治疗骨质疏松性椎体压缩骨折的疗效 [J]．中国煤炭工业医学杂志，2012，16（12）：1936-1938.

[33] 籍剑飞，裴斐，金辉，等．椎间盘镜辅助下椎体后凸成形术治疗老年骨质疏松性脊柱骨折 [J]．军医进修学院学报，2011，32（12）：1242-1244.

[34] 徐远红，王俊华，王贤明，等．超声能量多普勒微循环指数测定在研究体外冲击波对冈上肌肌腱炎微循环影响中的应用 [J]．中国康复医学杂志，2012，27（5）：462-464.

[35] 邢更彦，江明，井茹芳．骨肌系统疾病体外冲击波疗法及其演变与发展 [J]．中国矫形外科杂志，2005，13（1）：64-66.

[36] 刘彧，吴坤，杨军，等．发散式体外冲击波治疗钙化性冈上肌肌腱炎的效果观察 [J]．中国医学前沿杂志（电子版），2016（1）：33-35.

[37] 孙西钊，叶章群．结石理化因素对冲击波碎石的影响及对策 [J]．临床泌尿外科杂志，2000，15（11）：485-487.

[38] 朱斌，潘卫兵，李美红，等．体外冲击波碎石联合枸橼酸氢钾钠颗粒治疗输

尿管上段尿酸结石 [J]. 华西医学，2010（6）：1145-1146.

[39] 梁翼，李敏，吴晓惠，等 .IL-1β、IL-6、TNF-α 与急性痛风性关节炎的相关性研究 [J]. 中国中医骨伤科杂志，2014（9）：14-16.

[40] 刘洪柏，张鸣生，区丽明，等 .体外冲击波对大鼠膝骨关节炎白细胞介素 -1β及肿瘤坏死因子 -α 表达的影响 [J]. 中国康复医学杂志，2014，29（3）：208-211.

[41] 张浩冲，邢更彦 .冲击波在医学中的应用进展 [J].中国医学前沿杂志（电子版），2014，6（1）：29-33.

[42] 程留慧，王道清，张保朋，等 .无症状高尿酸血症患者及痛风患者四肢关节尿酸盐结晶的双源 CT 对比分析 [J]. 中华风湿病学杂志，2015，19：686-689.

[43] 刘炜，薛华丹，曾学军，等 .双能量 CT 检测痛风患者尿酸盐沉积的初步应用 [J].中国医学科学院学报，2010，16：645-648.